KB146193

나도 좀 가벼워지면
소원이 없겠네

나도 좀 가벼워지면 소원이 없겠네

: 라인과 통증을 한번에 잡는 4주 완성 스트레칭 수업

초판 발행 2020년 2월 20일

지은이 강하나 / **감수** 양은주 / **펴낸이** 김태헌
총괄 임규근 / **책임편집** 권형숙 / **기획·편집** 윤채선 / **교정교열** 박정수 / **디자인** 생강 / **사진** 정영주(CL studio)
영업 문윤식, 조유미 / **마케팅** 박상용, 손희정, 박수미 / **제작** 박성우, 김정우

펴낸곳 한빛라이프 / **주소** 서울시 서대문구 연희로 2길 62
전화 02-336-7129 / **팩스** 02-325-6300
등록 2013년 11월 14일 제25100-2017-000059호 / **ISBN** 979-11-88007-49-3 14510 / 979-11-88007-07-3(세트)

한빛라이프는 한빛미디어(주)의 실용 브랜드로 우리의 일상을 환히 비추는 책을 펴냅니다.

이 책에 대한 의견이나 오탈자 및 잘못된 내용에 대한 수정 정보는 한빛미디어(주)의 홈페이지나 아래 이메일로
알려 주십시오. 잘못된 책은 구입하신 서점에서 교환해 드립니다. 책값은 뒤표지에 표시되어 있습니다.
한빛미디어 홈페이지 www.hanbit.co.kr / 이메일 ask_life@hanbit.co.kr
페이스북 facebook.com/goodtipstoknow / 포스트 post.naver.com/hanbitstory

Published by HANBIT Media, Inc. Printed in Korea
Copyright ⓒ 2020 강하나 & HANBIT Media, Inc.
이 책의 저작권은 강하나와 한빛미디어(주)에 있습니다.
저작권법에 의해 보호를 받는 저작물이므로 무단 복제 및 무단 전재를 금합니다.

지금 하지 않으면 할 수 없는 일이 있습니다.
책으로 펴내고 싶은 아이디어나 원고를 메일(**writer@hanbit.co.kr**)로 보내 주세요.
한빛라이프는 여러분의 소중한 경험과 지식을 기다리고 있습니다.

라인과 통증을 한번에 잡는
4주 완성 스트레칭 수업

나도 좀 가벼워지면
소원이 없겠네

강하나 지음 · 양은주(재활의학과 전문의) 감수

HB 한빛라이프

깃털처럼 가볍고 공기처럼 자유로운 몸,
스트레칭이면 충분합니다

1년 전 유튜브를 본격적으로 시작했을 때 제게 힘을 준 댓글 하나가 있었습니다. "평생 운동의 '운' 자도 모르고 살다가 강하나 스트레칭을 통해서 운동의 재미를 느끼고 삶의 활력도 얻었습니다. 지금은 건강 전도사가 되었답니다. 돌아와주셔서 감사합니다." 이 댓글을 보면서 다시 일을 하길 정말 잘했다는 생각이 들었습니다.

스트레칭 강사로 3년간 활동한 후 결혼을 하고 두 아이를 낳아 기르는 동안 10년이라는 세월이 흘렀습니다. 긴 공백이었던 만큼 두려움이 앞섰지만, 십여 년 전에 만든 스트레칭 영상인데도 그 영상을 보면서 꾸준히 따라 하고 사랑해주신 여러분이 계셨기에 용기 내어 다시 시작할 수 있었어요. 여러분에게 감사하는 마음으로 앞으로 더 좋은 동작을 만들고, 즐겁게 운동할 수 있도록 도와드려야겠다고 다짐했습니다.

예전에는 스트레칭을 유연성 좋은 사람이 하는, 체조나 다이어트를 하기 위한 강도 높은 운동이라고 생각하는 사람이 많았어요. 하지만 요새는 남녀노소 누구나 할 수 있고 또 해야만 하는 운동이 스트레칭이라고들 합니다. 잘못된 습관으로 굳은 몸을 풀고, 몸에 쌓인 부기와 군살을 정리하고, 가벼운 통증을 예방하기에 적합한 운동이 바로 스트레칭입니다. 스트레칭은 우리 몸 곳곳에 있는 관절과 근육을 부드럽게 움직일 수 있도록 해줍니다. 몸이 유연하면 삶에 활력이 생기고 활동 범위가 넓어져 몸이 절로 가벼워집니다.

운동을 시작하기 두려운 분, 늘 무기력하고 이유 없이 피곤한 분, 몸이 천근만근 무거운 분들이라면 가벼운 마음으로 이 책에서 권하는 스트레칭을 따라 해보세요. 걷기, 문 당기고 밀기, 물건 들어 올리기처럼 일상생활에서 하는 동작과 별로 다를 게 없는 아주 기초적인 동작들입니다. 매일 10분 정도면 충분합니다. 그러나 10분이라는 이 짧은 시간이 우리 삶에 얼마나 큰 변화를 주는지 느낄 수 있을 거예요.

저 또한 출산을 한 뒤로는 세월이 흐를수록 하루하루 몸이 달라지는 게 느껴집니다. 하지만 이런 변화 때문에 어떤 스트레칭을 해야 효과가 있는지, 어떻게 동작을 바꾸면 좀 더 쉽고 재미있을지, 매일 고민하며 도전하게 됩니다. 여러분도 저와 함께 스트레칭을 하며 몸을 알아가는 재미를 느껴보세요. 내 몸을 알아야 내 몸이 바뀝니다.

_강하나

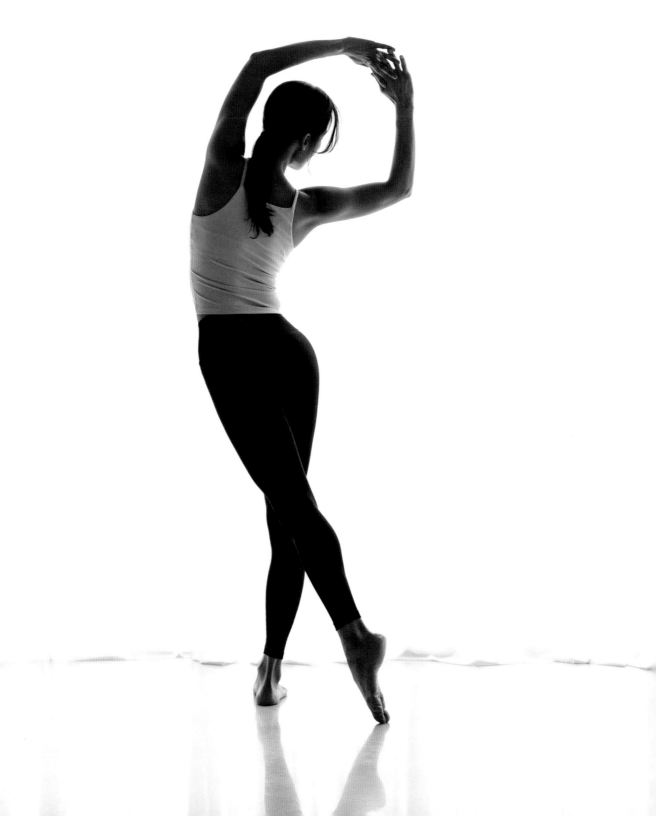

차례

PART 1

유연성과 근력을 길러주는 4주 완성 스트레칭

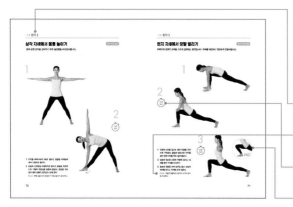

PART 1 하루에 3동작씩, 4주면 내 몸이 달라집니다.

- 스트레칭 효과를 크게 볼 수 있도록 1주차와 2주차에는 굳은 몸을 풀어줄 가벼운 상체·하체 스트레칭, 3주차는 탄탄한 몸을 만드는 근력 스트레칭, 4주차는 몸매를 다듬는 라인 스트레칭으로 구성했습니다.
- 스트레칭을 꾸준히 할 수 있도록 하루 3동작으로 구성했습니다.
- 자세한 설명과 함께 동작할 때 주의할 점과 알아두어야 할 사항을 Point로 소개합니다.
- 스트레칭 동작을 반복하는 횟수와 동작별로 유지해야 하는 시간을 알려줍니다.
- 흔히 잘못하는 동작은 NG 사진으로 넣었습니다. 내 자세와 비교해보세요.

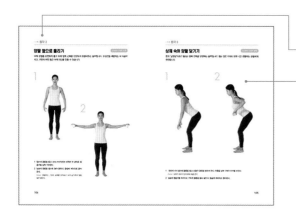

PART 2 집에 있는 도구 1개면 스트레칭이 훨씬 쉬워집니다.

- 물통, 수건, 의자를 이용한 통증 예방 스트레칭 24개를 소개합니다.
- 재활의학과 전문의의 감수를 받아 가벼운 통증을 예방하고 줄일 수 있는 동작을 실었습니다.

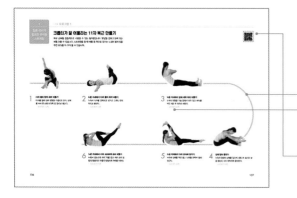

PART 3 라이프 스타일에 따라
　　　　스트레칭 프로그램을 선택하세요.

- 집중 관리가 필요할 때는 부위별 스트레칭을, 일상생활에서 관리가 필요할 때는 상황별 스트레칭을 선택해보세요.
- 동작이 한눈에 들어오게 배치하여 책을 펼쳐놓고 따라 하기 좋습니다.
- PART 1과 PART 2에 있는 동작들로 구성된 스트레칭 프로그램입니다. 세부 동작을 잊어버렸다면 안내된 페이지를 펼쳐주세요.
- QR 코드를 수록했습니다. 유튜브 〈강하나 스트레칭〉에서 스트레칭 동영상을 제공합니다.

▷ 하루 3동작, 4주 스트레칭의 효과

스트레칭이 왜 좋은지, 왜 해야 하는지 모르는 분은 없을 거예요. 하지만 아무리 좋은 스트레칭이라도 무조건 몸을 늘이거나 당겨서는 효과를 제대로 보기 어렵습니다. 이 책의 안내에 따라 매일 3동작씩, 4주간 스트레칭을 한다면 다음과 같은 효과를 볼 수 있습니다.

1. 내 몸 상태를 확인할 수 있다.

스트레칭을 하지 않았다면 몰랐을 내 몸의 상태를 알 수 있다. 예를 들어, 복부 스트레칭을 했는데 뒷목이 아프다거나, 운동을 하고 나서 몸이 더 처지고 근육통이 심하다면 몸이 불균형하다는 신호이다. 뒷장에 나오는 준비 자세만 해봐도 어깨 높이가 다른지, 골반이 틀어졌는지 확인할 수 있다.

2. 자세를 교정하고 체형을 보완할 수 있다.

스트레칭을 하면 관절 가동 범위가 넓어져 유연해지고, 아프지 않게 자세를 교정할 수 있다. 또한 수축된 근육이 이완되면서 틀어진 몸이 원래대로 돌아온다. 처음에 간단한 스트레칭으로 몸을 풀었다면 다음에는 근력 스트레칭으로 근육에 볼륨을 키워 몸매 라인을 탄탄하고 날씬하게 만들 수 있다.

3. 운동과 다이어트를 시작하는 데 동기부여가 된다.

스트레칭으로 한 달 만에 10kg, 20kg을 뺄 수는 없다. 하지만 스트레칭은 언제 어디서나 누구든지 바로 할 수 있는 운동이기 때문에 가벼운 마음으로 시작할 수 있다. 그렇게 며칠만 반복하면 조금씩 달라지는 몸과 기분을 느낄 수 있고, 이러한 변화는 원하는 목표까지 꾸준히 나아가는 데 필요한 자극을 준다.

4. 통증 완화에 도움을 준다.

근육이 뭉치고 뻣뻣하면 일상생활에 지장을 주고 몸에 무리가 와 통증을 유발한다. 스트레칭은 유연성을 높여 통증을 줄여주고 경직된 관절을 풀어주며 뼈를 보호하는 근육을 키워준다. 만약 간단한 스트레칭 동작도 하기 어렵다면 PART 2에서 소개하는 홈트 도구를 이용해 스트레칭을 하는 것이 좋다.

몸이 가벼워지는 생활 속 작은 습관

일어날 때, 자기 전에, 걸을 때, 밥을 먹기 전에, 씻은 후에 스트레칭을 해보세요. 스트레칭 루틴을 만들면 몸에 밴 습관처럼 스트레칭을 할 수 있고 가벼운 몸을 만들 수 있습니다.

- 걸을 때는 실에 매달린 인형처럼 허리를 곧게 세우고 뒷목은 나무젓가락을 꽂은 듯이 길게 세운다. 약간 빠른 걸음으로 허벅지 안쪽끼리 스치듯이 걷고, 엄지발가락이 앞쪽으로 뻗는 느낌으로 다리를 길게 내딛는다.
- 평소에 앉으나 서나 코르셋을 입은 느낌으로 배꼽을 등 쪽으로 당겨준다.
- 밥을 먹기 전에 테이블을 잡고 허리를 좌우, 앞뒤로 늘여준다.
- 샤워할 때 복부, 팔뚝, 겨드랑이를 주물러 마사지한다.
- 샤워를 한 다음 옷을 입기 전에 팔을 뒤로 뻗어 박수를 100번씩 친다.
- 로션을 바를 때 엄지와 검지를 이용해 팔뚝을 쓸어 올리고, 복부도 같은 방법으로 마사지하듯이 발라준다.
- 자기 전에 침대에 누워 5분, 일어나서 5분씩 스트레칭을 한다.

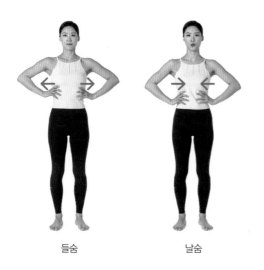

들숨　　　　　날숨

▷ 올바른 호흡법

스트레칭을 할 때는 가슴으로 하는 호흡인 흉식호흡을
합니다. 흉식호흡을 하면 들숨에 가슴이 부풀어 오르고
날숨에 가라앉습니다. 최대한 갈비뼈가 옆으로 늘어나
는 느낌으로 코로 숨을 들이마셨다가 내쉴 땐 입으로
천천히 깊게 내뱉습니다. 동작이 힘들면 숨을 참는 경
우가 종종 있습니다. 그런데 숨을 멈추면 근육에 산소
가 공급되지 않아 스트레칭이 잘 안됩니다. 동작을 할
때는 호흡이 끊이지 않게 집중하세요.

▷ 올바른 준비 자세

준비 자세가 바르지 않으면 아무리 힘들게 동작을 해도 스트레칭이 잘 안됩니다. 아래 자세를 참고해 몸의 균형을 체크해
보세요.

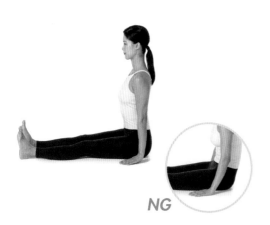

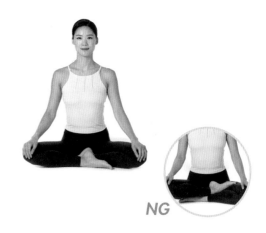

1. 다리를 펴고 앉은 자세

허리를 반듯하게 세우고 다리를 골반너비로 벌린다. 양손
을 편하게 엉덩이 옆에 두고 배꼽을 등 쪽으로 당겨 복부를
수축시킨다. 허리가 둥글게 말리거나 배를 내민 것처럼 휘
지 않게 한다.

2. 편하게 앉은 자세

흔히 '아빠다리'라고 부르는 것처럼 양발을 포개지 않는다.
다리를 풀어 발목을 일직선상에 놓은 후 양손을 무릎 위에
올리고 허리는 곧게 세운다.

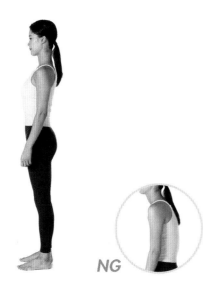

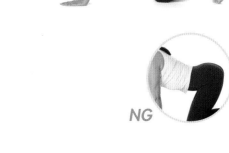

3. 서 있는 자세

턱을 당기고 배에 힘을 주어 허리를 곧게 세운다. 키가 커지는 느낌으로 머리를 위로 끌어올린다. 옆에서 봤을 때 귀, 어깨, 골반, 무릎, 복숭아뼈가 일직선상에 놓이게 한다.

4. 기어가는 자세

기어가는 자세에서 다리는 골반너비로 벌리고 배에 힘을 주어 허리와 골반이 아래로 처지지 않게 한다. 뒷목이 위로 올라가거나 아래로 처지지 않게 주의하며, 허리가 바닥과 수평이 될 수 있게 무릎을 끌어당기지 않는다.

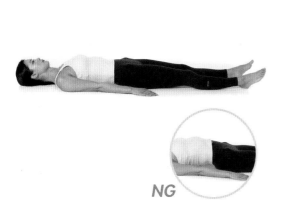

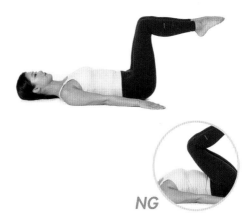

5. 누운 자세

바닥에 편안하게 누워 다리는 골반너비로 벌린다. 동작에 따라 발가락을 몸 쪽으로 당기거나 앞으로 뻗어 길게 편다. 허리가 바닥에서 약간 떠 있는 경우 억지로 붙이지 않고, 그 공간이 주먹 크기 이상일 경우 무리한 동작은 하지 않는 게 좋다.

6. 테이블 탑 자세

바닥에 누워 다리를 골반너비로 벌린 후 무릎을 직각으로 들어 올린다. 종아리와 바닥이 수평이 되게 하며 뒷목과 허리가 바닥에서 너무 뜨지 않게 주의한다. 허리를 바닥에 억지로 붙이기 위해 다리를 몸통 쪽으로 끌어당기면 오히려 운동 효과가 없다.

스트레칭이라고 해서 무조건 몸을 늘이고 당겨서는 효과를 제대로 보기
어려워요. 먼저 우리 몸의 핵심 관절을 자극하는 동작으로 수축된 근육
을 깨우고, 그다음에 근육을 늘이는 동작으로 가동 범위(유연성)를 넓혀
야 합니다. 이후에 강도가 높은 근력 스트레칭을 해주면 군살이 정리되
어 원하는 몸매를 만들 수 있을 거예요. PART 1에서는 4주 동안 상체,
하체, 전신 근력, 전신 라인 스트레칭을 배울 예정입니다.

PART 1

유연성과 근력을
길러주는
4주 완성 스트레칭

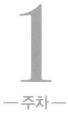

1

— 주차 —

상체가
가벼워지는
스트레칭

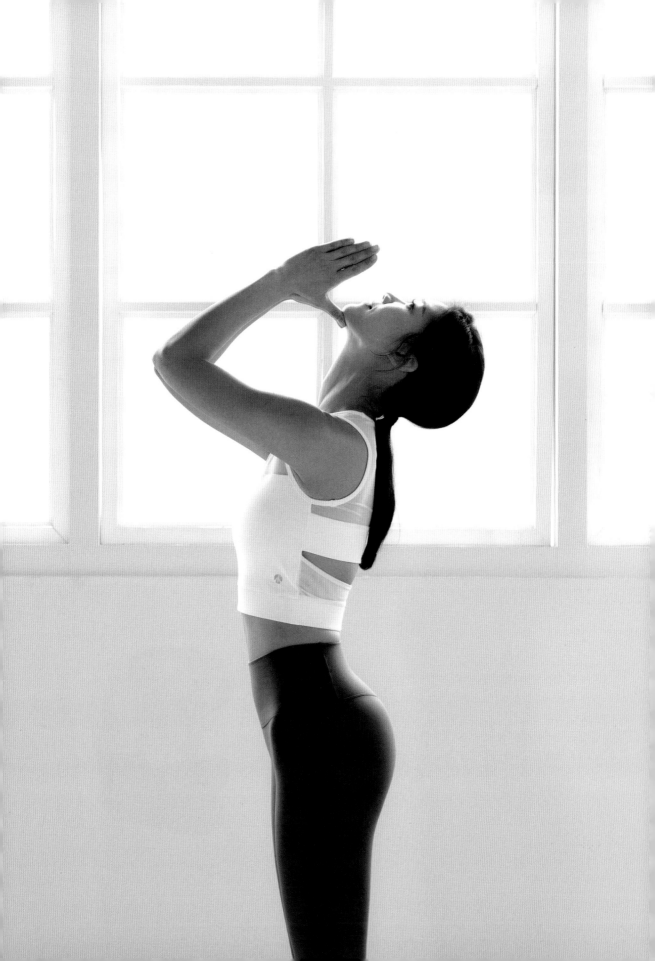

●●● **동작 1**

척추 늘이기

5회 반복

척추 마디마디를 길게 늘여 긴장된 승모근과 등 근육을 풀어줍니다.

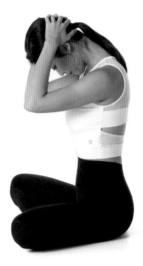

10초
유지

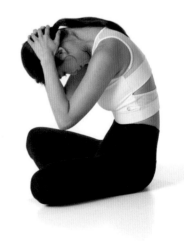

10초
유지

1 편하게 앉아 들숨에 양손을 머리 뒤에 둔다.

2 날숨에 양손으로 머리를 지그시 눌러 목 뒤쪽을
  늘인다.

  Point 어깨가 올라가지 않게 힘을 뺀다.

3 들숨에 머리를 세운다. 날숨에 두 팔꿈치를 복부
  쪽으로 당겨 고개를 숙이면서 등을 둥글게 말아
  척추를 늘인다.

  Point 배꼽을 등 쪽으로 당기듯이 등을 구부려 배에
  자극을 준다.

앞쪽 목 늘이기

5회 반복

앞쪽 목 근육을 늘여 턱 주변의 뻣뻣한 근육을 부드럽게 하고 목주름을 펴줍니다.

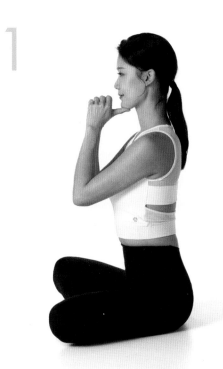

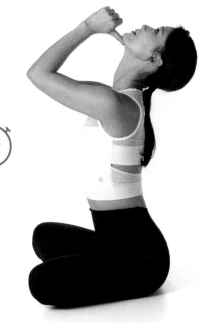

10초
유지

1 편하게 앉아 들숨에 양손을 모아 주먹을 쥔 후
   엄지를 턱 아래에 둔다.

2 날숨에 엄지로 턱을 밀어 올려 목 앞쪽을 늘
   인다.

   Point 시선을 한곳에 고정한다.

옆쪽 목 늘이기

좌우 5회 반복

팔의 움직임을 이용하여 앞으로 말린 어깨와 솟아오른 승모근을 풀어줍니다.

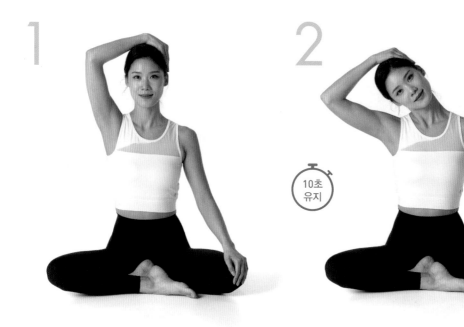

1 편하게 앉아 들숨에 오른손으로 왼쪽 귀 윗부분을 잡는다.

2 날숨에 머리를 옆으로 당겨 목 옆쪽을 늘인다.

3 들숨에 왼손을 뒤로 뻗고 날숨에 왼쪽 귀가 어깨와 멀어지도록 더 당긴다.

    Point 강도를 높이고 싶다면 뻗은 팔로 등 뒤를 감는다.

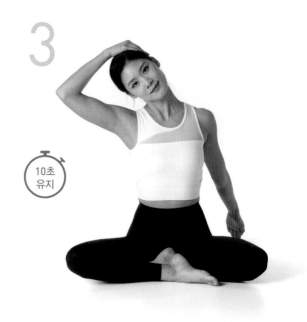

어깨 잡고 목 늘이기

좌우 5회 반복

턱을 움직이며 턱 근육과 목 앞쪽 주변 근육을 풀어줍니다.

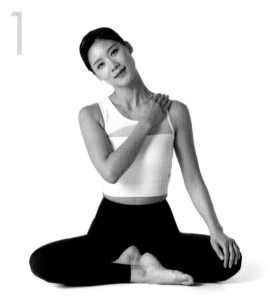

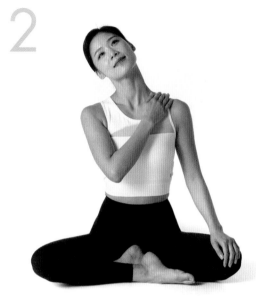

1 편하게 앉아 오른손을 왼쪽 쇄골에 올리고 머리를
  오른쪽으로 기울인다.

2 들숨에 턱을 들어 올린다.

  Point 목이 뒤로 완전히 꺾이지 않게 시선을 한곳에
  고정한다.

3 날숨에 입을 '아' 하고 벌렸다가 '으' 하며 앞쪽 목
  을 늘인다.

  Point 왼쪽 어깨가 따라 올라오지 않도록 쇄골을 지
  그시 누른다.

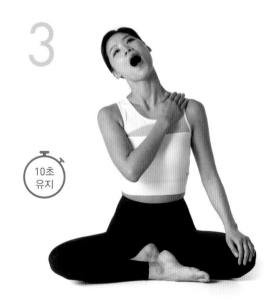

10초
유지

고개 갸우뚱하기

10회 반복

고개를 좌우로 움직여 평소에 잘 쓰지 않는 목 주변의 근육을 풀어주고 유연성을 높여줍니다.

1

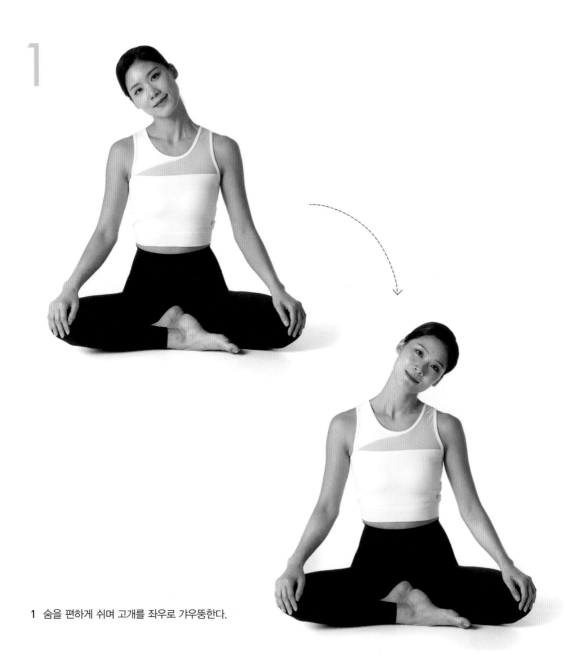

1 숨을 편하게 쉬며 고개를 좌우로 갸우뚱한다.

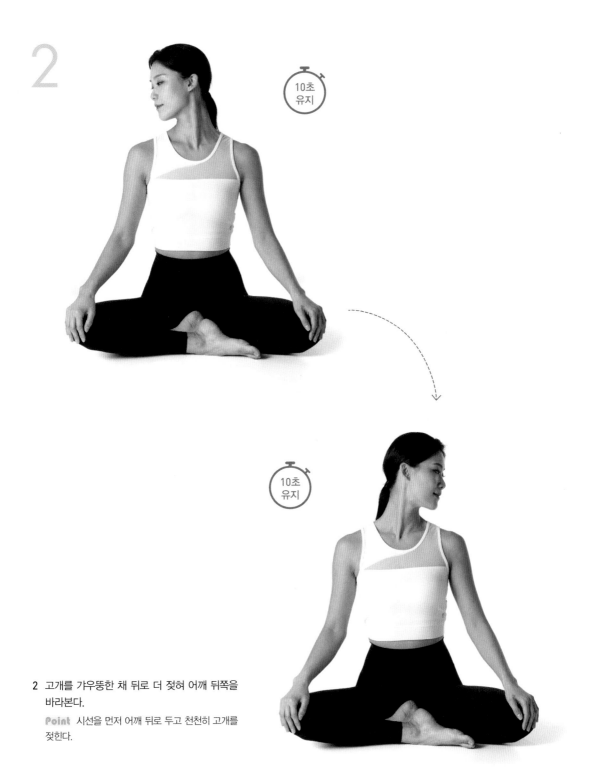

2 고개를 갸우뚱한 채 뒤로 더 젖혀 어깨 뒤쪽을
바라본다.

Point 시선을 먼저 어깨 뒤로 두고 천천히 고개를
젖힌다.

양손으로 머리 당기기

잦은 스마트폰, 컴퓨터 사용으로 인해 뭉친 목 근육을 풀어줍니다.

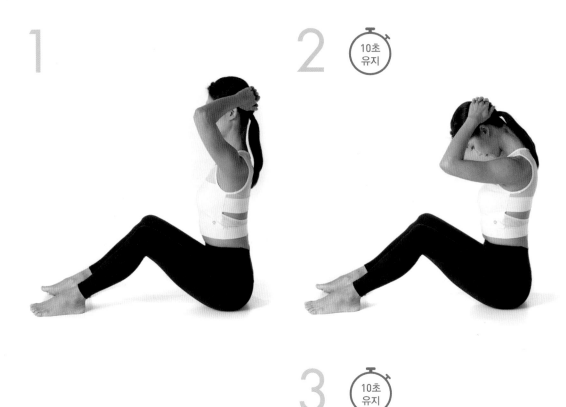

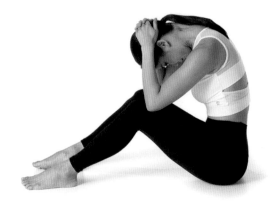

1 다리를 골반너비로 벌려 앉고 들숨에 양손은 머리
   뒤에 둔다.

2 날숨에 양손으로 머리를 아래로 당겨 턱을 쇄골
   가까이에 붙인다.

3 들숨에 팔꿈치를 살짝 모으고 날숨에 복부를 수축
   하여 뒷목과 등 위쪽을 늘인다.

   Point 배꼽을 등 쪽으로 당기듯이 등을 구부려 배에
   자극을 준다.

●●● 동작 1

양손 어깨 올려 돌리기

5회 반복

굳어 있던 어깨 앞쪽 근육을 풀어줘서 어깨가 부드럽게 움직일 수 있게 합니다.

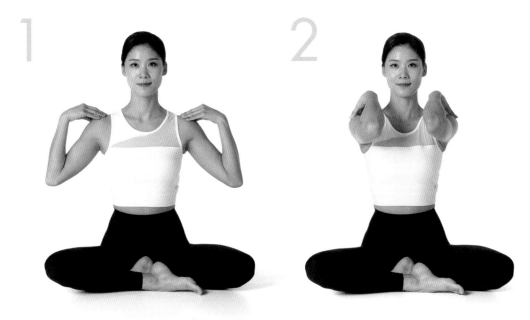

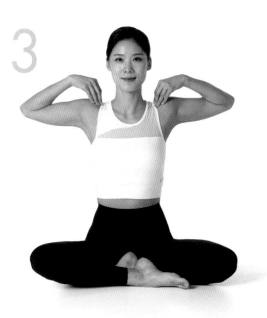

1 편하게 앉아 양손을 어깨에 올린다.

2 들숨에 양 팔꿈치를 가슴 앞으로 모은다.

  Point 팔꿈치를 모을 때 어깨가 위로 올라가지 않게 힘을 뺀다.

3 날숨에 팔꿈치를 바깥으로 돌려 원을 그린다. 안쪽으로도 반복한다.

  Point 횟수를 더할수록 점점 더 큰 원을 그려 어깨 근육을 충분히 늘인다.

양팔 뒤로 뻗어 상체 숙이기

5회 반복

움츠러든 어깨 앞쪽과 가슴 위쪽 근육을 늘여 앞으로 말린 어깨를 풀어줍니다.

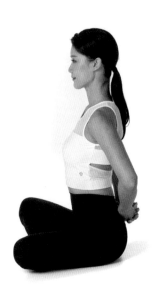

10초
유지

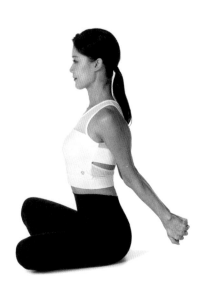

1 편하게 앉아 들숨에 양 팔꿈치를 구부려 등 뒤에
  서 깍지를 낀다.

  Point 어깨가 앞으로 말리지 않게 가슴을 위로 들어
  넓게 편다.

2 날숨에 깍지 낀 손을 등 뒤로 뻗는다.

3 들숨에 이마가 바닥에 닿도록 상체를 숙이고 날숨
  에 양팔은 위로 올린다.

  Point 팔은 가능한 높이까지만 올린다.

10초
유지

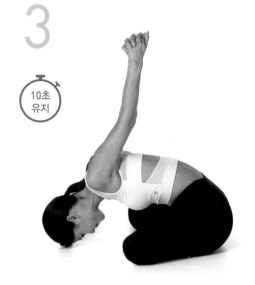

한 팔씩 어깨 늘이기

좌우 5회 반복

팔을 움직여 가슴과 어깨 관절의 유연성을 높이고 뭉친 근육을 풀어줍니다.

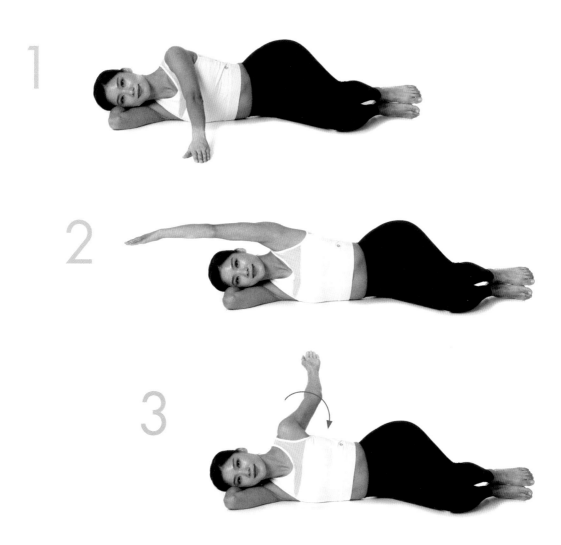

1 옆으로 누워 아래쪽 팔은 머리를 베고 위쪽 팔은 몸통 앞으로 뻗는다.

2 들숨에 위쪽 팔을 손바닥이 아래로 향하게 하여 머리 위로 올린다.

3 날숨에 원을 그리듯 팔을 뒤로 넘겨 몸통 앞으로 되돌아오게 한다.

25

••• 동작 1

깍지 끼고 바닥 짚기

5회 반복

가슴 근육과 쇄골을 늘이고 목선을 매끈하게 해줍니다.

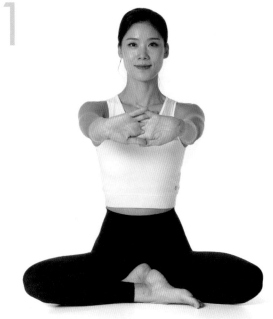

1

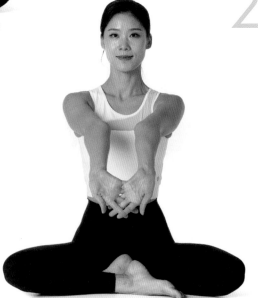

2

1 편하게 앉아 양손은 깍지를 끼고 손바닥을 바깥
   쪽으로 향해 앞으로 뻗는다.
2 들숨에 손을 몸통 안쪽에서 바깥으로 뒤집는다.

3

10초
유지

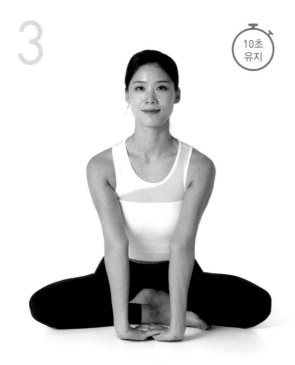

4

10초
유지

3 날숨에 팔을 천천히 내려 손바닥을 바닥에 놓고
  지그시 누른다.

  Point 손가락이 저리거나 통증이 심할 때는 깍지
  를 풀고 진행한다.

4 들숨에 가슴을 팔 사이로 내밀고 날숨에 45° 위
  쪽을 바라보며 쇄골을 활짝 편다.

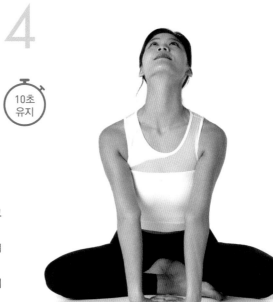

양팔 모아 앞으로 뻗기

굳은 어깨 근육을 풀고, 쇄골 라인을 일자로 길게 늘여줍니다.

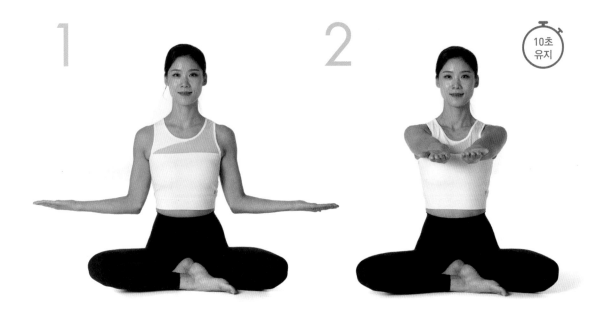

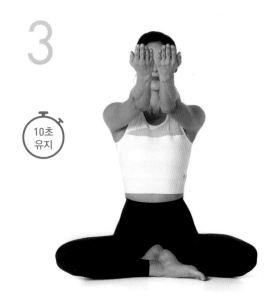

1 편하게 앉아 들숨에 손바닥을 위로 하고 팔꿈치를 구부려 옆으로 벌린다.

2 날숨에 팔꿈치를 펴면서 양팔을 가슴 앞으로 뻗는다.

3 들숨에 양팔을 배꼽까지 내렸다가 날숨에 눈높이까지 올린다.

양팔 구부려 벌리기

15회 반복

어깨 관절의 움직임을 넓히는 동작입니다. 어깨를 옆으로 길어지는 느낌으로 벌려 관절을 부드럽게 풀고 쇄골 라인을 곧게 펴줍니다.

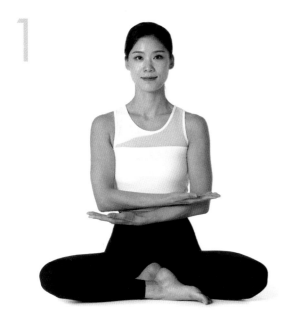

1 편하게 앉아 들숨에 손바닥을 위로 하고 팔을 구부려 몸통 앞쪽에 모은다.

2 날숨에 양손을 옆으로 벌려 어깨를 활짝 편다.

Point 팔꿈치는 고정한 채 엄지를 뒤로 밀듯이 양손을 벌린다.

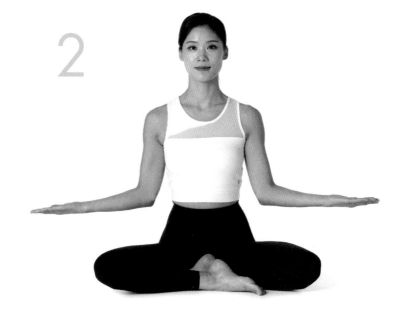

●●● 동작 1

양팔 뻗어 교차하기

30회씩 3세트 반복

어깨 앞쪽과 가슴 위 군살을 없애 늘어진 가슴 근육을 탄력 있게 만들어줍니다.

1

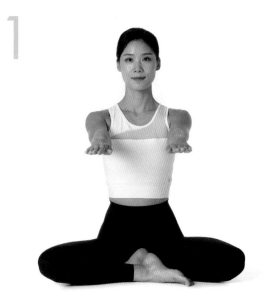

1 편하게 앉아 손바닥이 아래로 향하게 하고 양팔을 가슴 앞으로 뻗는다.

2 숨을 편하게 쉬며 양팔을 위아래로 엇갈리도록 빠르게 교차한다.

Point 어깨가 귀와 멀리 떨어지게 어깨를 내리고 가슴을 편다.

2

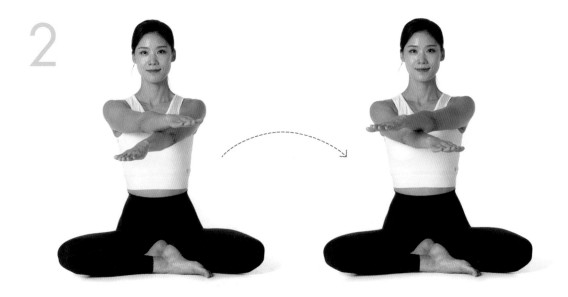

팔꿈치 모으기

팔꿈치를 모았다 벌리는 간단한 동작으로 가슴 근육의 수축과 이완을 반복하여 탄력 있는 가슴을 만들어줍니다.

1

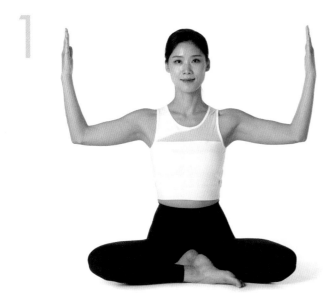

2

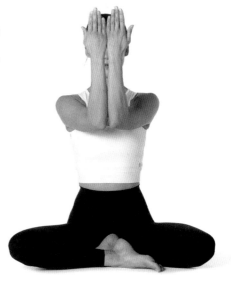

1 편하게 앉아 들숨에 위를 향해 양팔을 직각으로
　구부려 손바닥끼리 마주보게 한다.

2 날숨에 팔꿈치가 닿도록 가슴 앞으로 모은다.

팔 굽혀 펴기

몸통 위쪽에 체중을 실어 가슴 앞쪽과 옆쪽을 강화하고 등 근육도 함께 자극해줍니다.

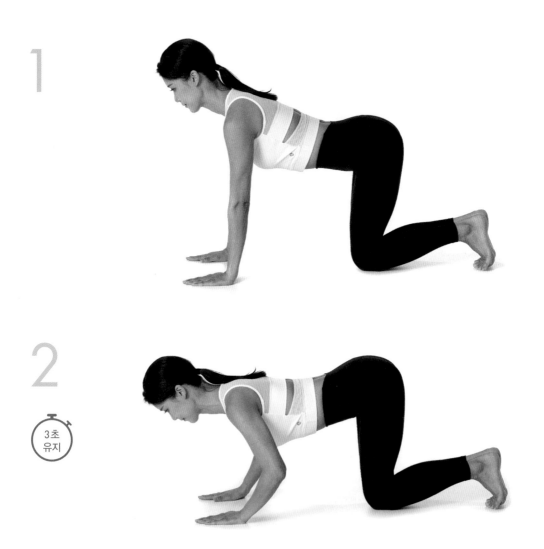

1

2

3초
유지

1 기어가는 자세에서 들숨에 발가락으로 바닥을 짚는다.

2 날숨에 팔꿈치를 살짝 바깥쪽으로 구부려 상체를 숙인다.

● **부위별로 풀어주는 스트레칭이 더 효과적인가요?**

운동을 처음 하는 분들은 관절의 움직임이나 근육의 쓰임을 잘 느끼지 못하기 때문에 부위별로 스트
레칭을 해주면 동작에 대한 이해도가 높아져요. 예를 들어 누워서 한 다리를 들어 올려 허벅지 뒤를
늘여주는 동작을 하면 힘이 복부에 들어가는지, 허벅지에 들어가는지 헷갈릴 때가 있죠? 물론 두 부
분 모두 힘을 쓰는 동작일 수도 있지만 둘 중 어디에 더 신경을 써서 해야 하는지 알아야 운동 효과를
크게 볼 수 있어요. 그렇기 때문에 부위별 스트레칭을 먼저 해주면 좋습니다.

● **1주차 동작도 잘 안되고 어려우면 어떡하죠?**

평소에 운동량이 거의 없거나 오랜만에 운동하는 분이라면 아주 간단한 동작도 따라 하기 어려울 수
있어요. 목을 돌리거나 기지개를 켜는 동작만 해도 아프다고 하는 분들이 많습니다. 그만큼 몸이 딱
딱하게 굳어 있다는 뜻이겠죠. 이럴 땐 동작이 잘 안된다고 포기하거나 잘되는 동작만 반복하면 안
돼요. 잘 안되는 동작일수록 계속에서 스트레칭을 해줘야 굳어 있던 근육이 점점 풀리고 유연해집니
다. 통증이 심하지 않은 정도로, 할 수 있는 범위까지만 늘이고 그 상태에서 10~20초간 유지하는 것
만으로도 충분합니다.

● **팔이 저리거나 찌릿찌릿한 통증이 있어도 계속 해야 하나요?**

우리 몸은 신경세포들이 연결되어 있어서, 목 주변 근육들이 뭉치면 때때로 팔에 통증이 올 수 있습니
다. 팔꿈치를 뒤로 접어 목을 늘여주는 동작을 할 때 방사통으로 인해 어깨 뒤쪽과 팔 전체에 저림
현상이 나타날 수 있습니다. 손끝까지 신경이 연결되어 있기 때문에 목 앞쪽 근육이 수축되면서 통증
을 느끼는 것입니다. 이때는 무리하게 늘이기보다 동작을 멈춘 상태에서 몸에 힘을 풀고 관절을 자연
스럽게 움직인 뒤 다시 깊은 호흡과 함께 동작을 진행해주세요. 꼭, 힘이 실리지 않도록 푼 채 늘여줘
야 합니다.

● **호흡과 동작을 같이 하기 어려워요.**

자세를 바르게 했는지, 순서가 맞는지 등 동작만 확인하는 데도 힘이 들기 때문에 호흡에 집중하기가
어렵죠. 운동을 안 하던 분들은 호흡과 동작을 같이 하기까지 시간이 꽤 오래 걸릴 수 있습니다. 숨을
들이쉬고 내쉬는 것만 해도 평소에 잘 사용하지 않는 갈비뼈 주위의 근육을 쓰기 때문에 힘들고 어색
한 게 당연합니다. 스트레칭을 시작하기 전에 양손을 갈비뼈에 살짝 올려두고 5번 정도 호흡해보세
요. 손의 움직임에 집중하다 보면 흉식호흡에 익숙해질 거예요.

2
— 주차 —

하체가
가벼워지는
스트레칭

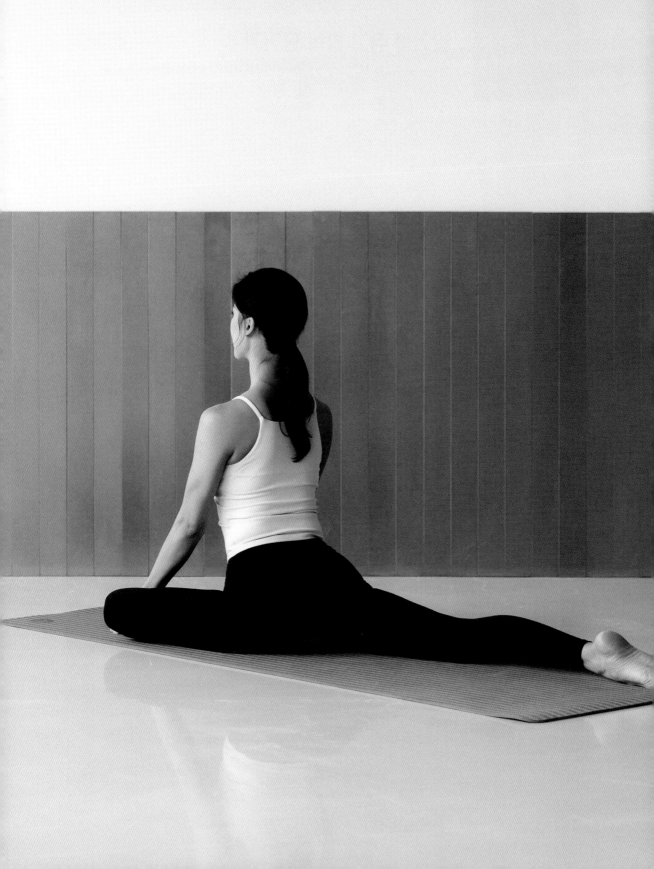

••• 동작 1

발가락 쥐고 발목 당기기

20회 반복

발가락을 오므린 채 발목을 움직여 발바닥까지 자극을 주고 뭉친 근육을 풀 수 있습니다.

1

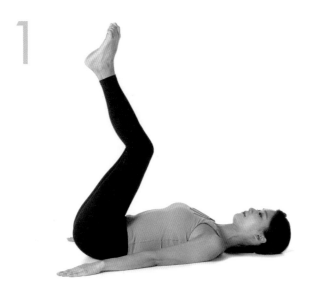

1 바닥에 누워 양발을 올린 후 발가락을 오므린다.

2 숨을 편하게 쉬며 발가락을 오므린 채 발목을 위아래로 움직인다.

Point 발가락에 쥐가 날 경우 잠시 발가락을 펴서 풀어준다.

2

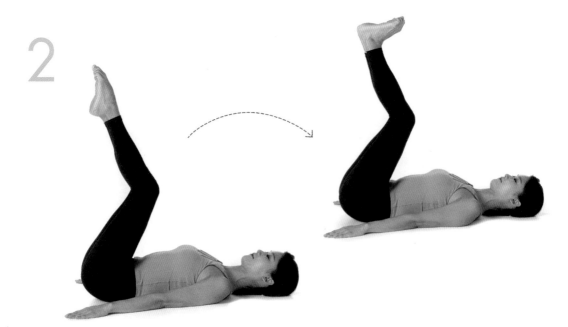

발목 돌리기

약해지고 굳은 발목 관절과 수축된 아킬레스건 주변의 근육을 부드럽게 풀어줍니다.

1

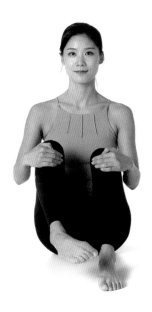

1 편하게 앉아 무릎을 세우고 한 발을 올린다.

2 숨을 편하게 쉬며 엄지발가락 끝으로 원을 그리듯이
   발목을 바깥쪽으로 돌린다. 안쪽으로도 반복한다.

2

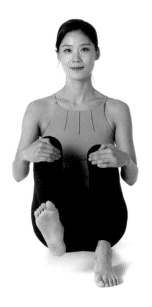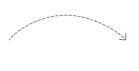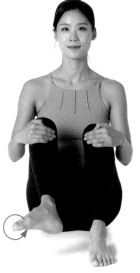

발목 늘이기

발목 뒷부분과 아킬레스건 주변을 동시에 늘이는 동작입니다. 움직임이 적고 불안정한 발목을 유연하고 튼튼하게 만들어줍니다.

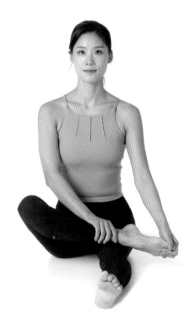

5초
유지

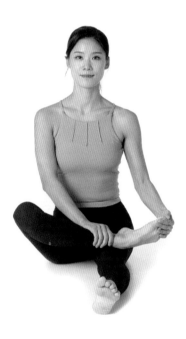

5초
유지

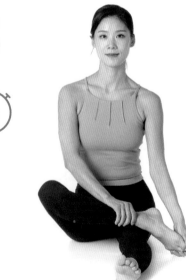

1 편하게 앉아 오른쪽 발목을 왼쪽 허벅지에 올리고 오른손으로 발목을 잡는다.

2 숨을 편하게 쉬며 왼손으로 발가락을 감싸고 몸통 쪽으로 당겨 발목 바깥쪽을 늘인다.

3 왼손으로 감싼 발가락을 바닥 쪽으로 내려 발목 안쪽을 늘인다.

●●● 동작 1

기어가는 자세에서 종아리 늘이기 좌우 5회 반복

수축되어 있던 다리 뒤쪽 근육을 길게 늘여 매끈한 뒤태를 만들어줍니다.

1

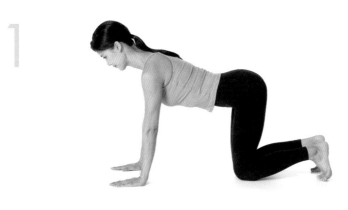

2

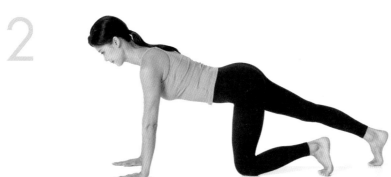

1 양손을 바닥에 대고 무릎을 구부려 엎드린다.

2 들숨에 오른쪽 다리를 뒤로 뻗어 발가락으로 바닥을 짚는다.

   Point 발목이 바깥쪽으로 꺾이지 않게 주의한다.

3 날숨에 뒤꿈치를 바닥 쪽으로 내려 종아리를 늘인다.

10초 유지 **3**

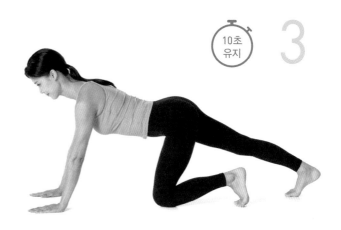

양손으로 발끝 당기기

뭉친 종아리 근육을 풀고 부기를 내려, 무거워진 하체를 가볍게 만들어줍니다.

1

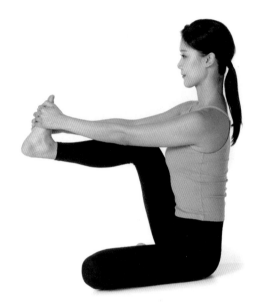

2

10초
유지

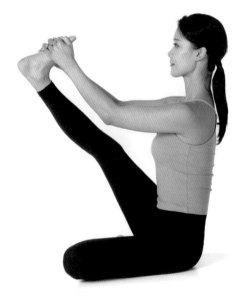

1 편하게 앉아 들숨에 양손으로 오른쪽 발바닥을 잡
  고 무릎을 가슴 쪽으로 구부린다.

2 날숨에 무릎을 펴고 발가락을 몸 쪽으로 당긴다.
  Point 상체가 앞으로 쏠리지 않게 허리를 곧게 세운다.

오금 펴기

무릎 뒤쪽을 늘여 수축된 오금에 쌓인 독소와 노폐물을 줄여줍니다. 뻐근했던 종아리가 시원해지는 느낌이 듭니다.

1

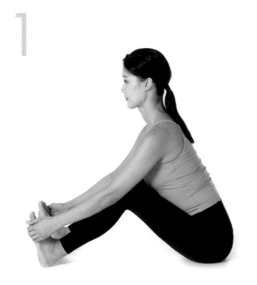

2

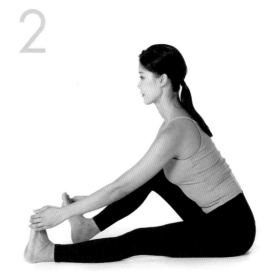

3
10초
유지

1 무릎을 세워 골반너비로 벌려 앉는다. 상체를 약간 숙여 양손으로 발을 편하게 잡는다.

2 들숨에 왼쪽 무릎을 편다.

3 날숨에 몸통을 숙이고 팔꿈치를 구부려 발가락을 몸 쪽으로 당긴다.

    Point 무릎이 구부러지지 않게 허벅지에 힘을 준다.

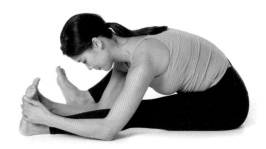

●●● **동작 1**

누운 자세에서 제기차기

좌우 15회씩 3세트 반복

허벅지 안쪽 근육을 강화하여 탄력 있게 만들고 무릎 관절을 부드럽게 풀어줍니다.

1

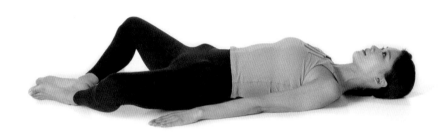

2

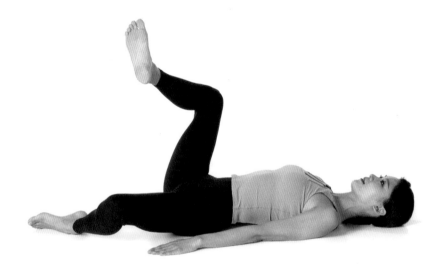

1 바닥에 누워 들숨에 무릎을 구부린 다음 양쪽으로 벌린다.

2 날숨에 무릎을 구부린 채로 제기를 차듯 오른쪽 다리를 위로 들어 올린다.

　　Point 무릎 방향이 안쪽을 향하지 않게 주의하고 엉덩이가 바닥에서 들리지 않게 배에 힘을 준다.

옆으로 누워 무릎 앞뒤로 움직이기

좌우 15회씩 3세트 반복

허벅지 앞쪽을 늘여 수축되거나 잘못 발달된 골반 주변 근육을 풀어줍니다.

1

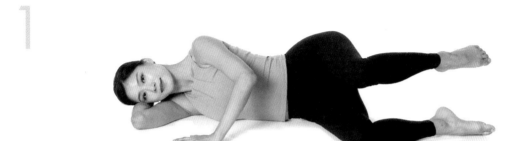

2

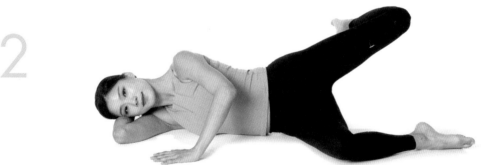

1 옆으로 누워 들숨에 양 무릎을 직각으로 구부리고 위쪽 다리를 골반너비만큼 올린다.

   Point 팔은 자연스럽게 베거나 옆에 둔다.

2 날숨에 무릎을 구부린 채로 위쪽 다리를 뒤로 움직인다.

   Point 배와 아래쪽 다리에 힘을 주어 몸통과 골반이 흔들리지 않게 한다.

엎드려 무릎 접어 비틀기

좌우 15회씩 3세트 반복

무릎을 좌우로 움직여 뭉친 허벅지와 다리 뒤쪽 근육을 편안하게 풀어줍니다. 특히 앞쪽에 발달된 허벅지 근육을 매끄럽게 만들어주는 데 효과가 좋습니다.

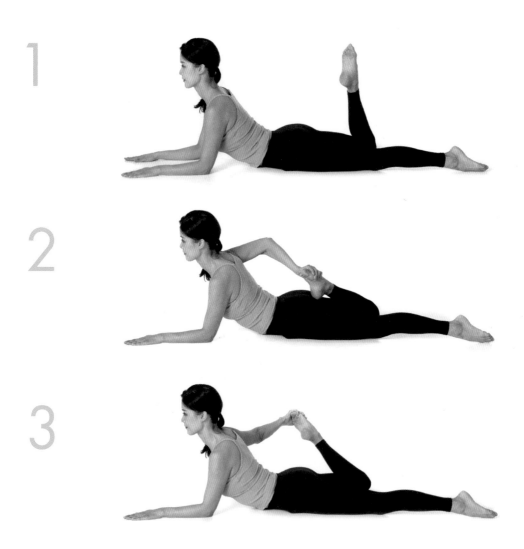

1   엎드려 누워 팔꿈치를 구부리고 상체를 올린다. 오른쪽 무릎을 뒤로 접는다.

2   들숨에 오른손으로 발등을 잡고 엉덩이 안쪽으로 당긴다.

3   날숨에 팔꿈치를 펴며 다리를 바깥쪽으로 넘긴다.

      Point 허벅지와 엉덩이에 힘이 들어가지 않게 한다.

●●● 동작 1

접은 다리 펴면서 허벅지 늘이기

좌우 5회 반복

앞쪽 허벅지를 늘여주고 틀어진 골반을 바르게 하는 데 도움을 줍니다.

1

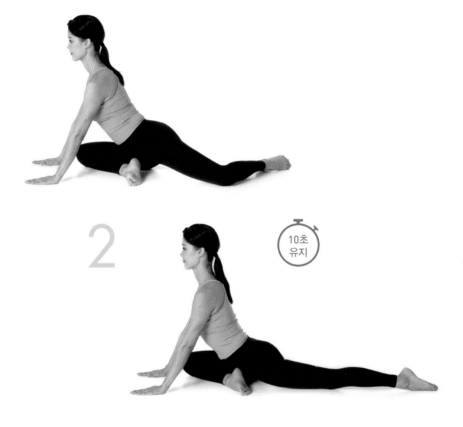

2

10초
유지

3

10초
유지

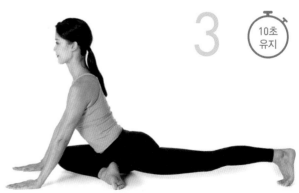

1 양손으로 바닥을 짚고 앉아 들숨에 오른
  쪽 다리는 몸통 앞으로 접고 왼쪽 다리는
  뒤로 접는다.

2 날숨에 왼쪽 무릎을 천천히 뻗는다.
  Point 다리의 힘을 푼 상태에서 늘인다.

3 들숨에 왼쪽 발가락을 세워 바닥을 짚고
  날숨에 무릎을 펴 허벅지 앞쪽을 늘인다.

무릎 접어 허벅지 늘이기

좌우 5회 반복

무릎을 접어 수축된 허벅지 앞 근육에 강한 자극을 줍니다.

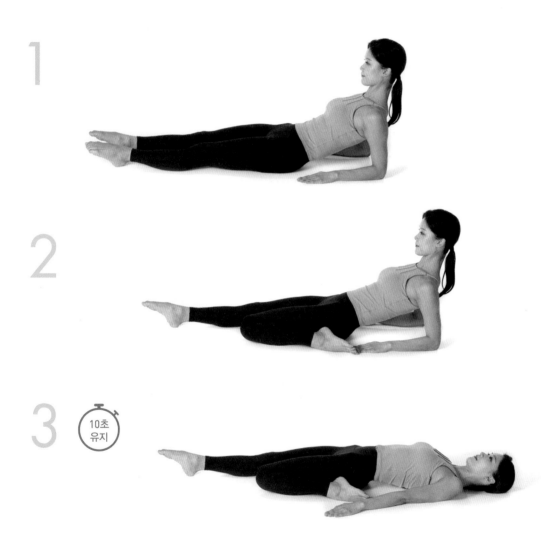

1 다리를 쭉 펴고 앉아 팔꿈치로 몸통을 지탱한다.

2 들숨에 왼쪽 다리를 바깥쪽으로 접고 무릎을 바닥에 내려놓는다.

3 날숨에 천천히 팔꿈치를 펴고 등을 바닥에 내려놓는다.

   Point 허리가 자연스럽게 들리면 바닥에 억지로 붙이지 않는다.

한 다리 뒤로 뻗어 상체 숙이기

좌우 5회 반복

골반과 허벅지가 연결된 부분에 자극을 주어 고관절의 유연성을 높입니다.

1

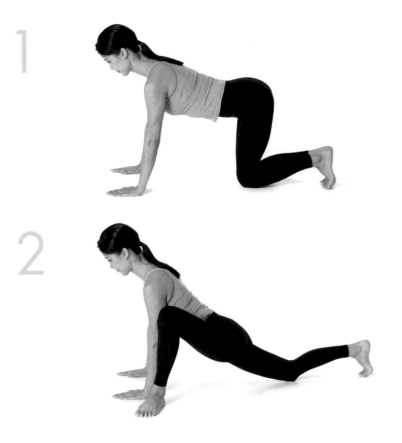

2

3

10초
유지

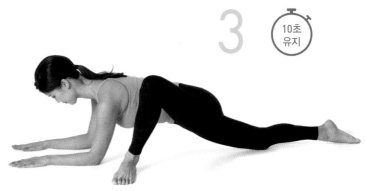

1 기어가는 자세에서 발가락을 세워 바닥
  을 짚는다.

2 들숨에 왼발을 앞으로 당겨 왼손 옆에
  두고 무릎을 바깥으로 살짝 열어준다.

3 날숨에 팔꿈치를 구부려 바닥에 놓고
  오른발 발등을 바닥에 내려놓는다.

  Point 골반이 들리지 않도록 바닥으로 눌
  러 내린다.

47

●●● 동작 1

한 다리 옆으로 뻗어 상체 숙이기

좌우 5회 반복

틀어진 골반을 바로잡는 데 도움을 줍니다. 허벅지 안쪽을 늘여 다리 라인을 매끈하게 정리해줍니다.

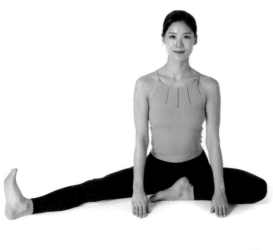

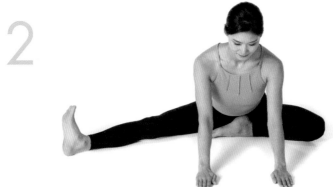

1 편하게 앉아 오른쪽 다리를 옆으로 길게 뻗는다.

2 들숨에 상체를 앞으로 숙여 손을 바닥에 짚는다.

3 날숨에 가슴이 바닥에 닿을 정도로 상체를 깊숙이 숙인다.

　　Point 엉덩이는 좌우 모두 바닥에 붙인다.

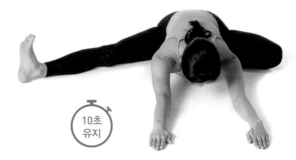

10초
유지

다리 꼬아 당기기

수축된 골반 근육을 풀어 골반뼈를 바르게 잡아줍니다. 생리통을 줄이는 데 도움이 됩니다.

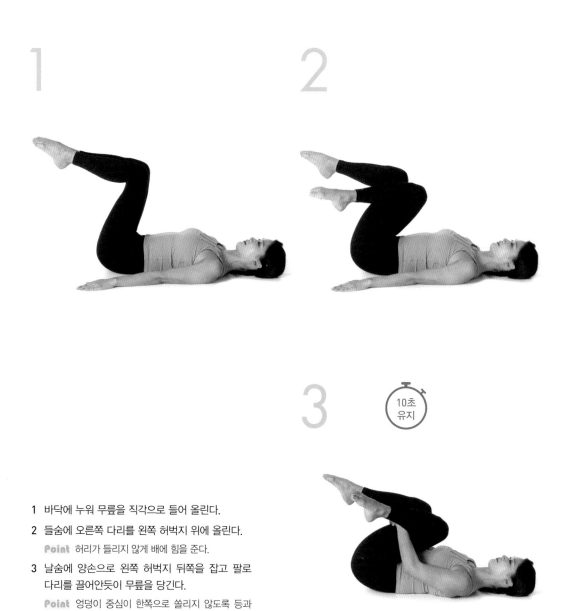

1 바닥에 누워 무릎을 직각으로 들어 올린다.

2 들숨에 오른쪽 다리를 왼쪽 허벅지 위에 올린다.

    Point 허리가 들리지 않게 배에 힘을 준다.

3 날숨에 양손으로 왼쪽 허벅지 뒤쪽을 잡고 팔로 다리를 끌어안듯이 무릎을 당긴다.

    Point 엉덩이 중심이 한쪽으로 쏠리지 않도록 등과 허리가 바닥에 평평하게 닿는 느낌을 유지한다.

49

한 다리 올려 허벅지 늘이기

좌우 5회 반복

허벅지를 이완시켜 매끈하게 만들고 좌우 골반에서 수축된 곳을 풀어 부드럽게 해줍니다.

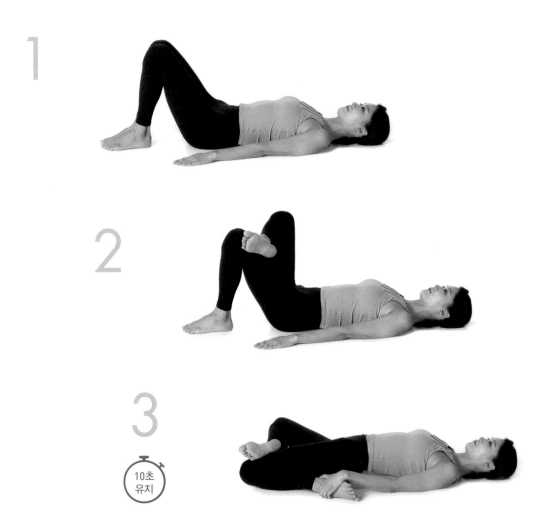

1 바닥에 누워 무릎을 세운다.

2 들숨에 오른쪽 발목을 왼쪽 무릎 위쪽에 올린다.

3 날숨에 왼손으로 왼쪽 발목을 잡고 두 다리를 동시에 내려 무릎이 바닥에 닿도록 누른다.

    Point 허리는 살짝 들린 채로 자연스럽게 두고 복부를 수축하여 앞쪽 허벅지를 늘인다.

● **유난히 '뚝뚝' 소리가 나는 부위가 있어요. 괜찮은 건가요?**

관절을 움직일 때 인대나 힘줄 등에 닿아 마찰이 일어나거나 연골 내 기포가 빠지면서 소리가 나요. 특히 다리를 들어 올릴 때, 무릎을 구부렸다 펼 때, 팔을 돌릴 때 소리가 나서 동작을 그만두는 분들이 많습니다. 관절에서 소리가 나도 큰 통증이 없다면 그대로 진행해도 괜찮습니다. 대신 소리가 난 쪽의 관절을 움직일 때 힘을 풀고 천천히 움직이세요. 그리고 동작을 진행할 때는 반드시 앞선 동작이 바르게 되었는지 확인해야 합니다. 첫 동작에서 어깨가 앞으로 말리거나 날개뼈가 들렸는데 그 상태로 다음 동작을 하면 어깨 관절에 마찰이 생겨 소리가 날 수 있어요. 만약 소리가 반복해서 나거나 통증이 느껴진다면 병원에 가서 진료를 받아야 합니다.

● **한쪽 다리만 잘 안되는 것 같아요. 동작 횟수를 늘려야 할까요?**

스트레칭을 할 때 대부분 좌우 느낌이 다르다고 얘기합니다. 잘못된 습관과 자세 때문에 골반이나 척추가 틀어져서 그렇기도 하지만 평소에 어느 쪽 근육을 자주 쓰는지에 따라 몸의 좌우가 다르게 발달돼서 그런 느낌이 들기도 해요. 오른손잡이인 사람이 아령 운동을 할 때 오른쪽에 더 무거운 걸 들어야 운동이 되는 것 같다고 말하는 것처럼 말이에요. 이럴 경우 잘되는 쪽을 1번 정도 더 반복할 수 있지만 여러 번 반복하면 오히려 불균형이 심해질 수 있어요. 차라리 양쪽 다리나 팔을 같이 쓸 수 있는 스트레칭을 해주는 것이 좋습니다.

● **스트레칭은 매일, 자주 할수록 좋은 건가요?**

자신 있게 진짜 유연하다고 말할 수 없다면 스트레칭은 매일 하는 것이 좋습니다. 우리가 자주 피곤하거나 몸이 무거운 이유 중에 하나는 유연성이 부족하기 때문입니다. 수축된 근육을 많이 사용하니까 불필요한 힘을 쓰게 돼서 몸이 쉽게 피로를 느껴요. 건강하고 활력 있는 생활을 하려면 시간과 장소에 구애받지 않고 스트레칭을 자주 해주는 것이 좋습니다.

● **자극이 오지 않는 건 자세가 잘못됐기 때문인가요?**

자극을 느끼는 건 개인마다 차이가 있습니다. 유연한 정도에 따라서, 어느 부위냐에 따라서 자극이 약하거나 아예 못 느낄 수도 있어요. 하지만 대개는 자세가 잘못돼서 그렇습니다. 거울을 보면서 동작을 해보세요. 무릎이 들리지 않았는지, 배에 힘을 주었는지, 발끝 모양이 다르지 않은지 등 자세를 확인하고 호흡을 천천히 깊게 했는지, 동작에 집중했는지, 힘을 끝까지 유지했는지도 점검해야 합니다. 만약 자세를 정확하게 했는데도 자극이 오지 않는다면 같은 동작을 여러 번 반복하거나 관절 방향을 조금씩 움직이면서 자극이 오는 쪽으로 스트레칭해주세요. 너무 무리하게 늘이거나 당기면 오히려 관절이 불안정해져서 다칠 수 있으니 주의해야 합니다.

3
— 주차 —

전신 근력
스트레칭

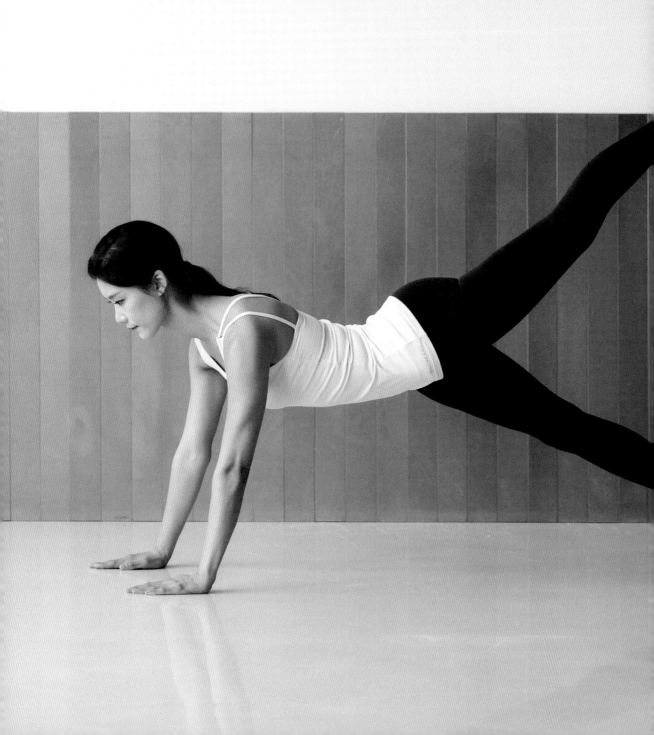

●●● 동작 1

누운 자세에서 몸통 비틀기

좌우 5회 반복

온몸을 좌우로 기울여 몸통 측면을 늘여줍니다. 상체와 하체를 골고루 자극하여 쌓인 피로를 풀어줍니다.

1

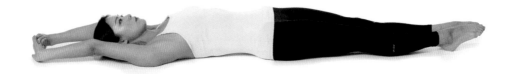

2

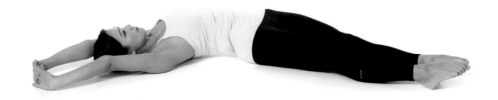

1   바닥에 누워 들숨에 기지개하듯 팔다리를 위아래로 늘인다.

2   날숨에 팔다리를 오른쪽으로 기울이고 배꼽을 등 쪽으로 당겨 왼쪽 옆구리를 늘인다.

   Point 골반이나 어깨가 들리지 않게 하고, 얼굴은 천장을 향한 채 반듯한 자세를 유지한다.

누운 자세에서 척추 비틀기

좌우 5회 반복

팔과 다리를 서로 반대 방향으로 늘여서 척추를 돌리고 굳은 등, 허리, 다리를 늘여줍니다.

1

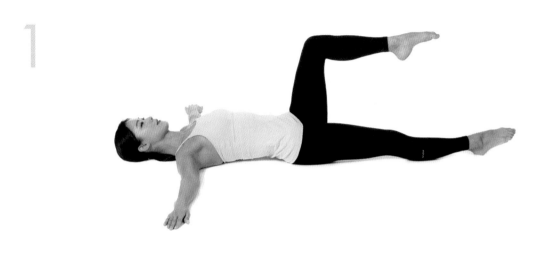

2
10초
유지

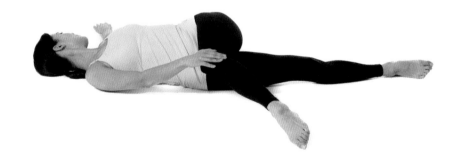

1 바닥에 누워 들숨에 양팔을 옆으로 뻗고 왼쪽 다리를 직각으로 들어 올린다.

2 날숨에 오른손으로 왼쪽 무릎 바깥쪽을 잡고 왼쪽 다리를 오른쪽으로 넘긴다. 배꼽을 등 쪽으로
   당기고 시선은 왼손에 둔다.

   Point 왼쪽 어깨가 바닥에서 들리지 않을 정도로 다리를 넘긴다.

엎드려 누워 상체 올리기

5회 반복

엎드린 상태에서 허리와 팔의 근력으로 상체를 들어 올려 가슴과 어깨를 폅니다. 척추기립근을 강화하여 등에 쌓인 피로를 풀어줍니다.

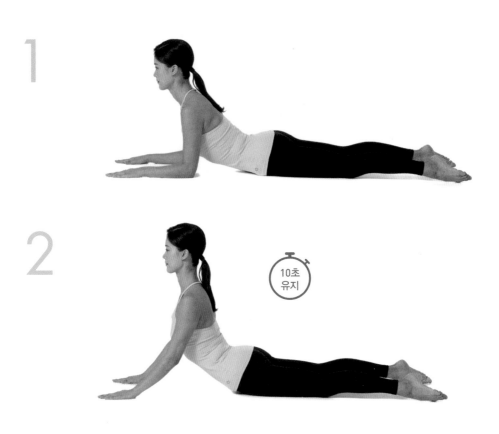

1 엎드려 누워 들숨에 팔꿈치를 바닥에 대고 상체를 명치까지 들어 올린다.

2 날숨에 양손으로 바닥을 밀며 팔꿈치를 펴고 정면을 본다.

3 들숨에 엉덩이를 뒤로 빼며 엎드린 후 날숨에 상체를 바닥으로 숙여 허리를 늘인다.

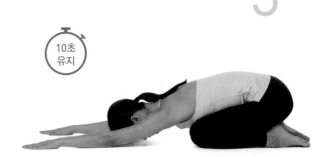

●●● 동작 1

상체 숙여 비틀기

좌우 5회 반복

상체를 숙인 후 한 팔씩 위로 들어 척추를 돌려줍니다. 뭉친 어깨와 골반, 하체를
시원하게 풀어줍니다.

1

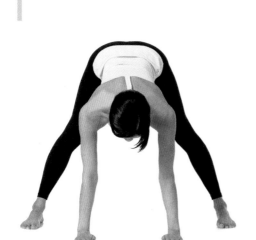

2

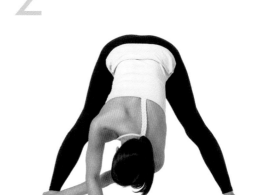

3

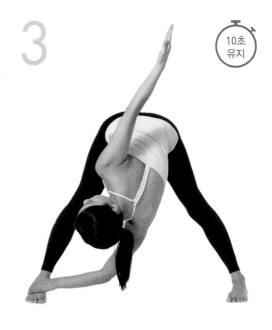

10초
유지

1 다리를 어깨너비보다 2배 이상 넓게 벌리고 상
체를 숙여 양손으로 바닥을 짚는다.

　Point 발에 힘을 고르게 실어 중심을 잘 잡는다.

2 들숨에 왼손을 오른쪽 발등 위에 올린다.

3 날숨에 오른팔을 위로 뻗으며 상체를 돌려 위를
바라본다.

　Point 몸이 흔들리지 않게 양발과 허벅지에 힘을
준다.

기어가는 자세에서 상체 숙이기

어깨의 유연성을 높이고 뭉친 어깨 관절을 풀어줍니다.

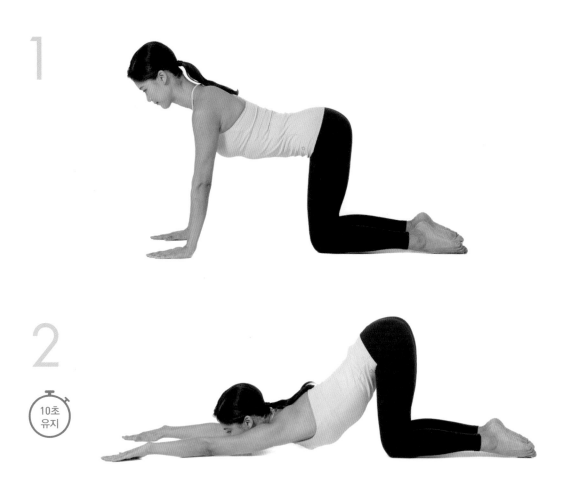

1

2

10초
유지

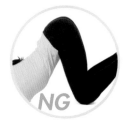

1 기어가는 자세로 들숨에 몸통은 바닥과 수평이 되게 한다.

2 날숨에 엉덩이를 뒤로 빼고, 가슴을 바닥으로 내리면서 양팔을 앞으로 뻗는다.

    Point 어깨에 힘이 들어가거나 엉덩이가 앞으로 쏠리지 않게 주의한다.
    무릎과 발을 바닥에 꾹 눌러 하체를 안정감 있게 지탱한다.

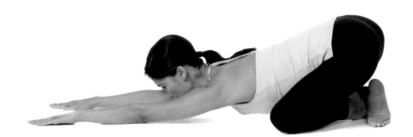

3

4

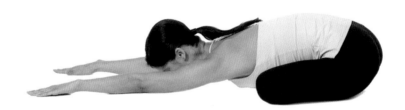

3 들숨에 뒤꿈치를 바깥쪽으로 돌려 무릎을 벌리면서 접는다.

4 날숨에 엉덩이를 바닥에 대고 상체를 숙여 편하게 휴식을 취한다.

누운 자세에서 무릎 접어 당기기

좌우 5회 반복

수축되거나 틀어진 골반을 바로잡고 엉덩이의 속 근육을 풀어줍니다.

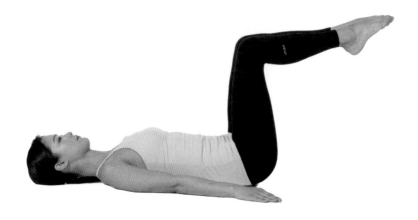

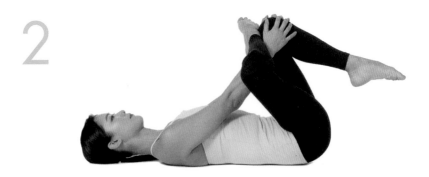

1 바닥에 누워 다리를 직각으로 세워 올린다.

2 들숨에 오른발을 왼쪽 허벅지 위에 올리고 양손을 왼쪽 무릎에 올린다.

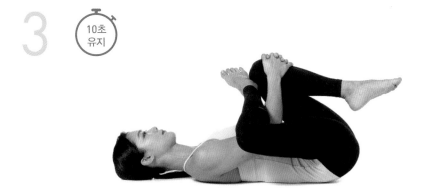

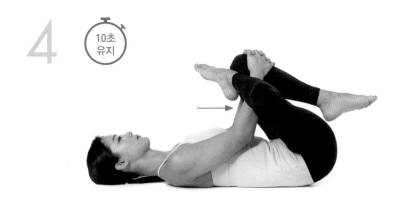

3 날숨에 왼쪽 무릎을 가슴 쪽으로 당긴다.

　　Point 배에 힘을 주어 허리가 들리지 않게 한다. 몸의 중심이 한쪽으로 쏠리지 않게
　　등의 좌우가 모두 바닥에 닿도록 한다.

4 팔은 당긴 힘을 유지하면서 오른쪽 무릎이 어깨와 멀어지도록 밀어낸다.

　　Point 오른쪽 무릎이 아래로 처지지 않게 주의한다.

●●● 동작 1

다리 벌려 앉아 허리 비틀기

좌우 5회 반복

허리를 좌우로 비틀어 복부 내외의 근육을 골고루 자극합니다. 팔다리와 척추의 유연성을 높일 수 있습니다.

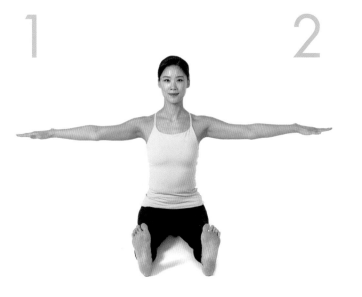

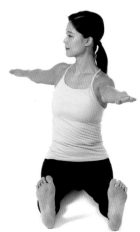

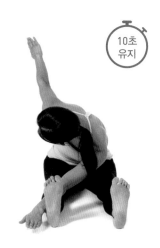

10초
유지

1 다리를 앞으로 뻗어 골반너비로 벌려 앉고, 양팔은
  어깨 높이에서 수평으로 든다.

2 들숨에 상체를 오른쪽으로 돌린다. 이때 가슴과 시
  선은 최대한 오른쪽을 향하게 한다.

3 날숨에 복근을 조여 상체를 숙이며 왼손을 오른발
  바깥쪽으로 뻗고 오른손은 뒤로 뻗는다.

  Point 어깨 힘을 풀고 양팔이 앞뒤로 길어지는 느낌으
  로 자세를 유지한다.

앉은 자세에서 상체 기울이기

5회 반복

상체를 뒤로 기울여서 복부 힘으로 자세를 유지합니다. 이 동작은 속 근육을 강화해 군살을 제거하는 데 효과가 큽니다.

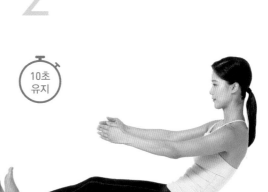

10초
유지

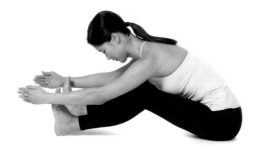

1 무릎을 세워 골반너비로 벌려 앉고 들숨에 양팔은
   앞으로 뻗는다.

2 날숨에 상체를 뒤로 기울이고 복근을 최대한 수축
   한다.

3 들숨에 천천히 상체를 세워 되돌아온 뒤 날숨에
   상체를 아래로 숙인다.

누운 자세에서 다리 들어 허리 비틀기

좌우 5회 반복

다리를 좌우로 천천히 움직이며 복부와 허리 주변의 힘을 길러줍니다.

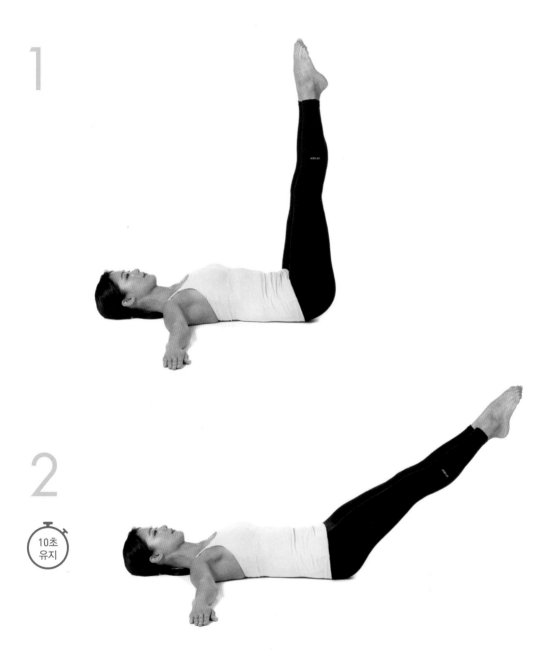

1

2

10초
유지

64

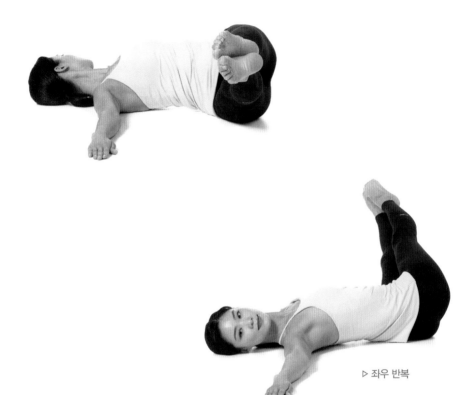

3 **10초 유지**

▷ 좌우 반복

1 바닥에 누워 들숨에 양팔을 옆으로 뻗고 다리는 위로 들어 올린다.

2 날숨에 다리를 45° 정도 내리고 발등을 길게 늘인다.

　Point 다리를 모으고 배에 힘을 주어 허리가 들리지 않게 한다.

3 들숨에 다리를 올려 1번 자세로 되돌아온다. 날숨에 다리를 오른쪽으로 넘기고 고개는 왼쪽으로 돌려 왼손을 바라본다.

●●● 동작 1

전신 웅크렸다 펴기

좌우 5회 반복

누운 상태에서 몸을 공처럼 말았다가 활짝 펴는 동작입니다. 척추의 유연성을 높이고 전신을 길게 늘여줍니다.

1

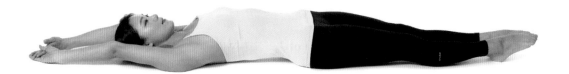

2

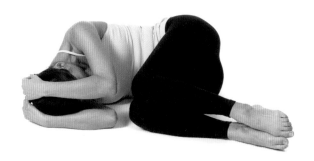

1 바닥에 누워 들숨에 기지개하듯 팔다리를 위아래로 늘인다.

2 날숨에 오른쪽으로 누워 등을 동그랗게 말고, 팔꿈치와 다리를 몸통 안쪽으로 접어 당긴다.

한 다리 옆으로 뻗고 상체 늘이기

좌우 5회 반복

허벅지 안쪽과 뒤쪽 근육을 골고루 늘여주며, 틀어진 골반을 바로잡아줍니다.

1

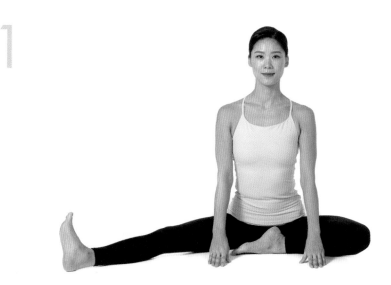

2

10초
유지

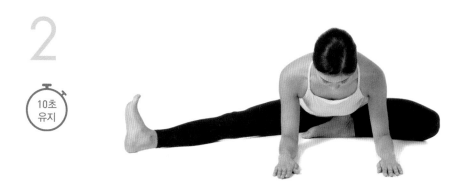

1 편하게 앉아 들숨에 오른쪽 다리를 옆으로 뻗는다.

2 날숨에 상체를 바닥으로 숙이고, 등이 바닥과 평행이 되게 한다.

　　Point 머리가 정면을 향해 길어지는 느낌으로 척추를 곧게 하고 어깨와 귀가 멀어지게 한다.

누운 자세에서 허벅지 뒤쪽 늘이기

좌우 5회 반복

허벅지 뒤쪽의 뭉친 근육을 풀어주고 유연성을 높이는 동작입니다.

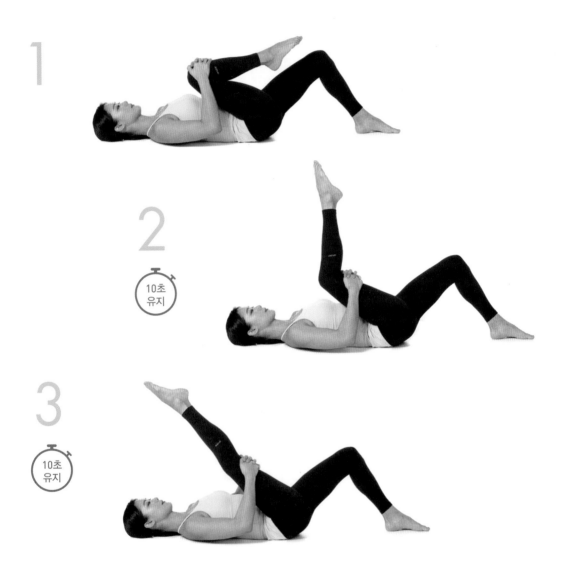

1 바닥에 누워 무릎을 세우고 들숨에 오른쪽 다리를 올려 양손으로 무릎을 잡는다.

2 날숨에 오른발 끝이 하늘로 향하도록 들어 올리고 무릎을 살짝 구부린 채 무릎 안쪽을 잡아 늘인다.

3 들숨에 최대한 무릎을 펴고 날숨에 몸통 쪽으로 당겨 허벅지 뒤쪽을 늘인다.

●●● 동작 1

기어가는 자세에서 몸 뒤쪽 늘이기 5회 반복

짧아진 등 쪽 근육을 늘이는 동작입니다. 어깨, 등, 허벅지, 종아리 뒷부분을 골고루
자극해 온몸에 활력이 돌게 합니다.

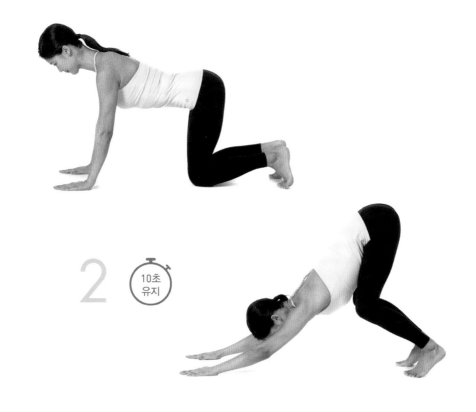

10초
유지

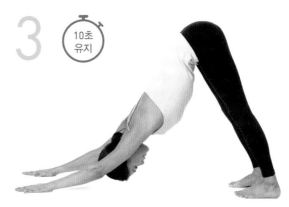

10초
유지

1 기어가는 자세에서 들숨에 발가락을 세워
바닥을 짚는다.

2 날숨에 엉덩이를 위로 들어 올린다. 무릎은
접힌 상태로 손으로 바닥을 밀어내듯이 눌
러 가슴을 내리고 척추를 늘인다.
Point 시선은 무릎 사이에 둔다.

3 들숨에 무릎을 펴고 날숨에 손과 발로 바닥
을 밀어내듯이 누른다. 엉덩이를 최대한 위
로 들어 올려 다리 뒤쪽을 늘인다.

삼각 자세에서 몸통 늘이기

좌우 5회 반복

몸의 균형 감각을 길러주고 좌우 불균형을 바로잡아줍니다.

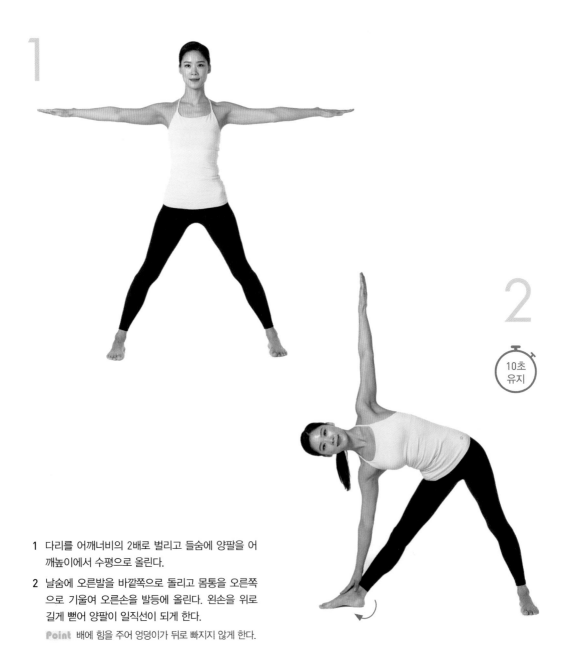

1

2

10초
유지

1 다리를 어깨너비의 2배로 벌리고 들숨에 양팔을 어
  깨높이에서 수평으로 올린다.

2 날숨에 오른발을 바깥쪽으로 돌리고 몸통을 오른쪽
  으로 기울여 오른손을 발등에 올린다. 왼손을 위로
  길게 뻗어 양팔이 일직선이 되게 한다.

  Point 배에 힘을 주어 엉덩이가 뒤로 빠지지 않게 한다.

런지 자세에서 양팔 벌리기

좌우 5회 반복

허벅지와 엉덩이 근육을 고르게 강화하는 동작입니다. 하체를 매끈하고 탄탄하게 만들어줍니다.

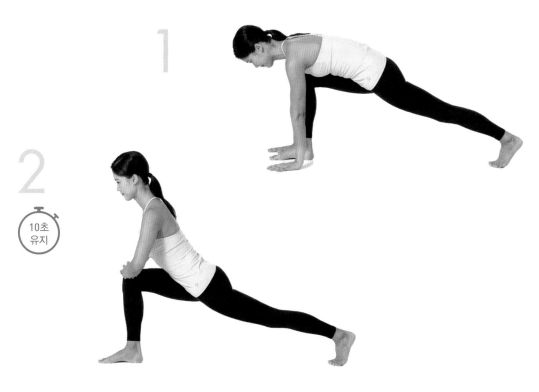

10초
유지

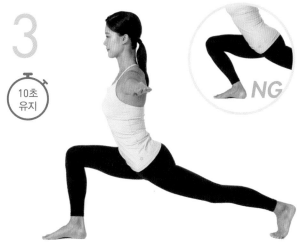

10초
유지

NG

1 오른쪽 다리를 앞으로 뻗어 무릎을 직각
으로 구부린다. 들숨에 양손으로 바닥을
짚어 왼쪽 다리를 뒤로 길게 뻗는다.

2 날숨에 양손을 오른쪽 무릎에 올리고 상
체를 들어 자세를 유지한다.

3 들숨에 양팔을 어깨 높이로 들고 날숨에
복부를 당기고 척추를 곧게 세운다.

Point 무릎이 발끝보다 앞으로 나가지 않도
록 주의한다.

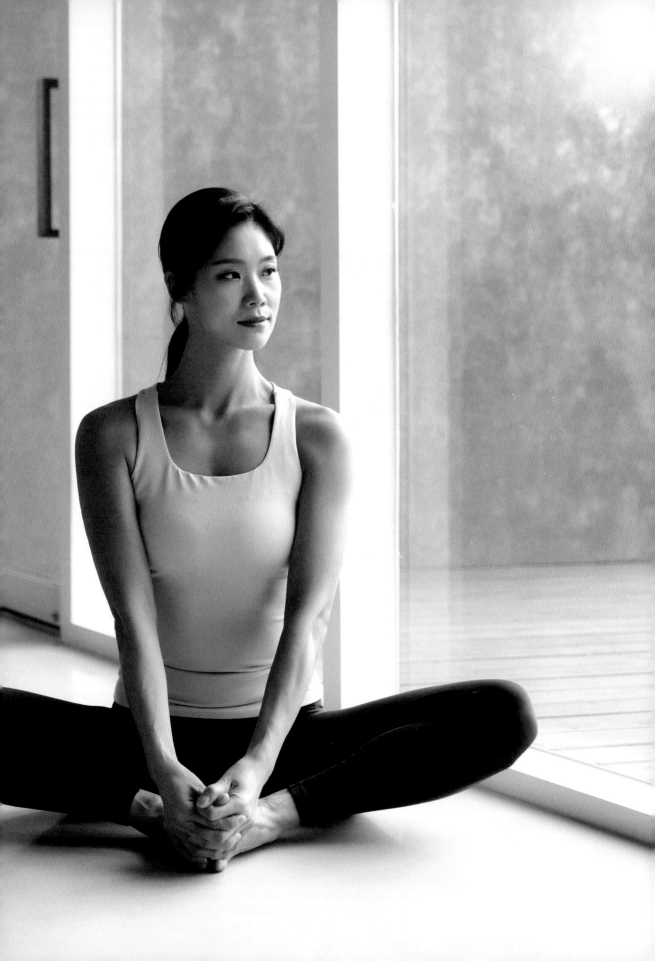

- **스트레칭만으로 다이어트가 되나요?**

  스트레칭은 우리 몸의 혈액순환을 돕고 몸속에 쌓인 독소와 노폐물을 제거하는 데 효과적인 운동입니다. 또한 부기가 빠져 살로 가는 것을 막을 수 있고 몸이 가벼워집니다. 많은 분들이 제 하체 스트레칭으로 다리가 날씬해졌다고 얘기합니다. 지방을 태우는 운동을 한 것도 아니고 힘든 근력 운동을 한 것도 아닌데 말이에요. 스트레칭으로 골반 주위 근육을 풀어주고 림프절 순환을 원활하게 해서 다리가 날씬해지는 효과를 볼 수 있습니다. 이렇게 스트레칭만 해도 좋은 다이어트 효과를 볼 수 있지만, 유연성이 향상되면 평소보다 운동 능력이 높아져 자기도 모르게 움직임이 더 커지고 더 많은 에너지를 사용하게 되어 다이어트가 저절로 된답니다.

- **근육통이 온 후 스트레칭을 하면 근력이 감소하나요?**

  근육에 피로가 쌓여 근육통이 왔을 때는 가벼운 부위별 스트레칭으로 근육을 풀어줄 수 있습니다. 이때 세포분열이 일어나 근육의 최소 단위인 근절 수가 많아져 근육 길이가 더 길어집니다. 따라서 스트레칭으로 근육을 풀어준다고 해서 근육 양이 빠지는 건 아니에요. 대신 충분한 영양과 수분을 섭취해야 근력량이 유지될 수 있습니다.

- **허리 디스크가 있으면 상체를 숙이는 동작은 하면 안 되나요?**

  상체를 숙일 때 척추 사이가 짓눌려 무리가 갈 수 있습니다. 허리 디스크가 있는 분은 의사와 상담한 후 운동이 가능한 시기부터 스트레칭을 시작하는 것이 좋아요. 그리고 상체를 숙이는 동작을 할 때는 최대한 복근을 조여 척추를 곧게 세운 채 상체를 숙여주세요. 허리가 둥글게 구부러지지 않아야 척추에 부담이 가지 않습니다.

4
—주차—

전신 라인
스트레칭

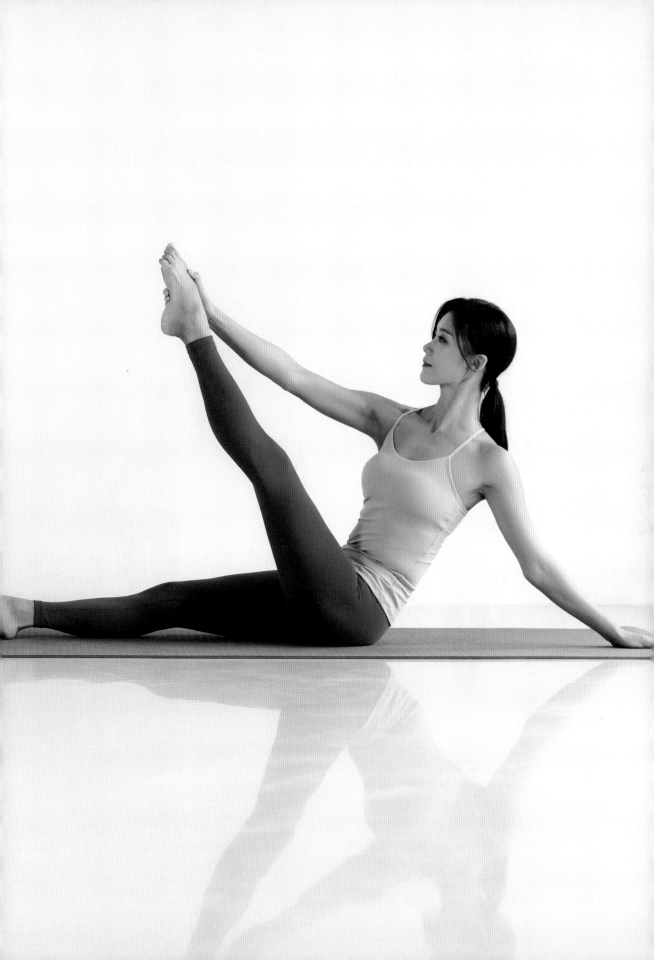

●●● 동작 1

선 자세에서 몸통 늘이기

좌우 5회 반복

몸의 균형 감각을 길러주고 옆구리의 군살을 정리해 잘록한 허리선을 만드는 데 도움을 줍니다.

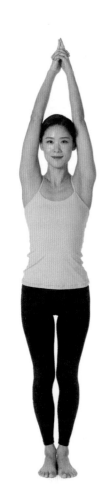

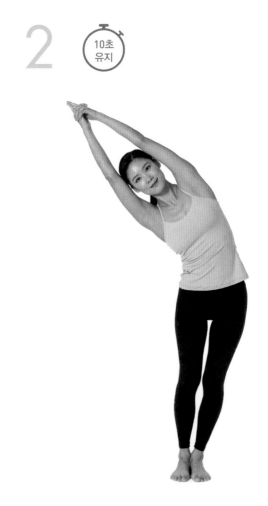

10초
유지

1 다리를 모아 바르게 서고 들숨에 양손을 깍지 껴 위로 뻗는다.

2 날숨에 오른쪽으로 상체를 기울이고, 얼굴이 앞으로 기울지 않게 팔꿈치로 머리를 고정한다.

　　Point 어깨나 엉덩이가 뒤로 기울지 않도록 배에 힘을 주고 꼿꼿이 선다.

기마 자세에서 상체 숙이기

5회 반복

허리와 허벅지 근력을 강화하고 팔과 다리 라인을 매끄럽게 정리해줍니다.

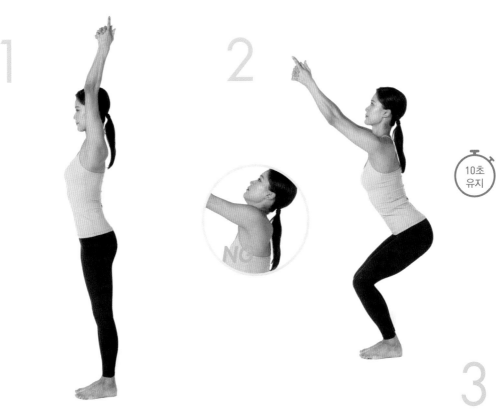

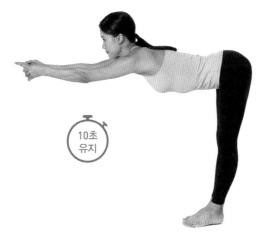

1 다리를 모아 바르게 서고 들숨에 양손을 깍지 껴 위로 뻗는다.

2 날숨에 무릎을 구부려 엉덩이를 뒤로 빼며 앉고 팔을 45° 기울여 위로 뻗는다. 이때 복근을 수축해서 몸통을 고정한다.

   Point 어깨와 귀가 서로 멀어지는 느낌으로 자세를 유지한다.

3 들숨에 무릎을 펴고 날숨에 손을 정면으로 뻗으며 상체를 숙인다.

   Point 배에 힘을 주고 체중을 발가락 쪽에 싣는 느낌으로 선다.

77

엎드려 누워 팔다리 올리기

5회 반복

척추 양옆의 긴 근육을 강화하여 등에 붙은 군살을 빼주고 골반 주위에 있는 근육을 강화합니다.

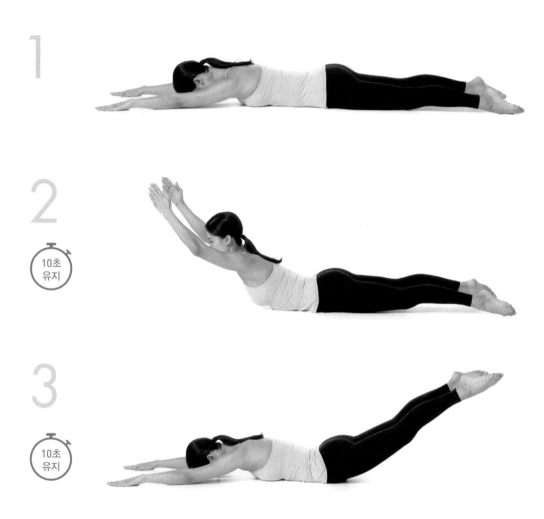

1 엎드려 누워 들숨에 다리는 골반너비로 벌리고 팔은 어깨너비로 벌려 위로 뻗는다.

2 날숨에 팔이 앞으로 길어지는 느낌으로 상체를 45° 위로 들어 올린다. 들숨에 제자리로 돌아온다.

    Point 배에 힘을 줘야 허리에 무리가 덜 간다.

3 날숨에 엉덩이에 힘을 주고 다리가 뒤로 길어지는 느낌으로 들어 올린다.

팔꿈치 모아 올리기

5회 반복

어깨 앞쪽 근육을 강화하고 쇄골 라인을 일자로 만들어줍니다.

1

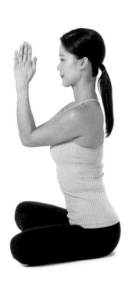

2

10초
유지

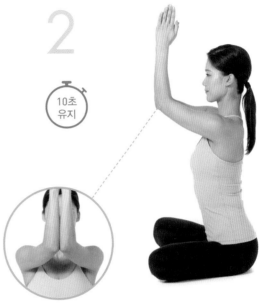

3

10초
유지

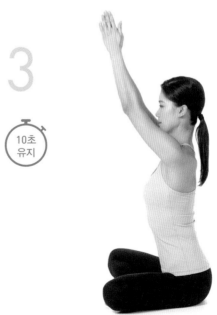

1 편하게 앉아 들숨에 양팔의 팔꿈치를 맞대어
  모은다.

2 날숨에 양팔을 위로 올린다. 팔꿈치를 모은 상
  태로 가능한 선까지 올린다. 들숨에 제자리로
  돌아온다.

  Point 팔꿈치를 올릴 때 어깨와 등은 허리 쪽으로
  끌어내린다.

3 날숨에 팔을 사선으로 뻗으며 붙인 팔꿈치는
  떨어뜨려 곧게 편다.

양팔 뻗어 수평으로 올리기

15회씩 3세트 반복

어깨 관절을 강화하고 탄탄한 팔과 일자 어깨를 만들어줍니다.

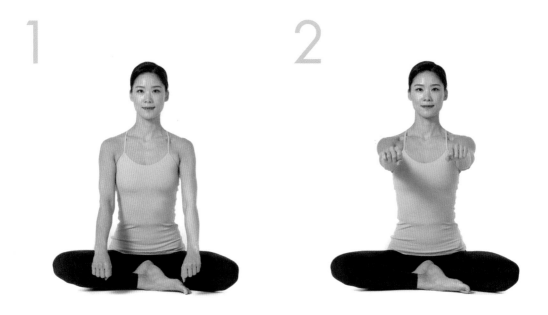

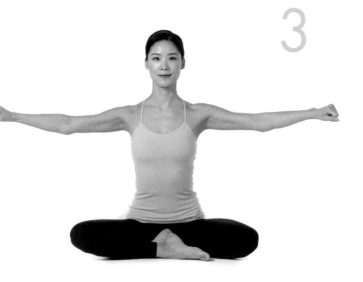

1 편하게 앉아 들숨에 양손은 가볍게 주먹을 쥔다.

2 날숨에 팔꿈치를 살짝 구부려 양팔을 앞으로 어깨 높이까지 들어 올린다. 들숨에 팔을 내려 엉덩이 옆에 둔다.

3 날숨에 양팔을 옆으로 어깨 높이까지 들어 올린다.

누운 자세에서 골반 들어 올리기

좌우 5회 반복

장기간 수축되고 단단하게 굳은 골반 주변의 관절을 유연하게 풀어주는 동작입니다. 엉덩이 근육을 강화해 처진 근육을 끌어올립니다.

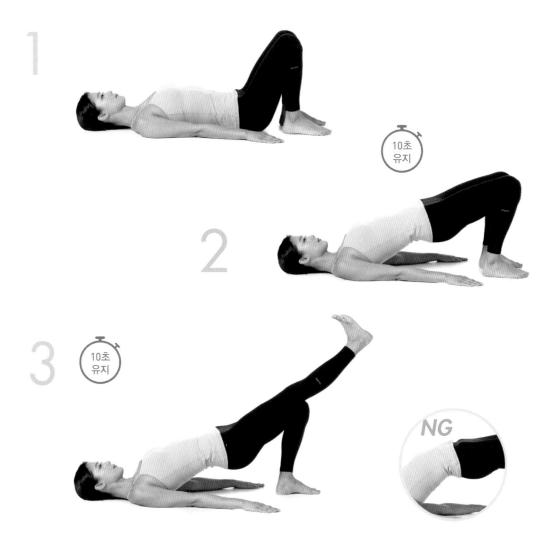

1

10초
유지

2

3

10초
유지

NG

1 바닥에 누워 들숨에 무릎을 세우고 골반너비로 벌린 후 발꿈치를 엉덩이 쪽에 가까이 끌어당긴다.

2 날숨에 골반을 천천히 들어 올려 몸통을 사선으로 만들어준다.

3 들숨에 오른쪽 다리를 골반 높이만큼 올려 무릎을 펴고 날숨에 발끝을 몸쪽으로 당긴다.

   Point 허리가 아치형으로 꺾이지 않게 배에 힘을 준다.

●●● 동작 1

누운 자세에서 상체 세워 허리 비틀기

15회씩 3세트 반복

복부 내외의 근육을 강화해 선명한 11자 라인을 만드는 데 도움을 줍니다.

1

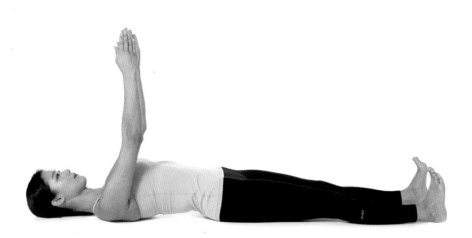

2

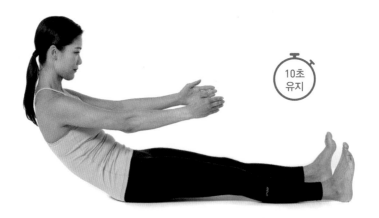

10초
유지

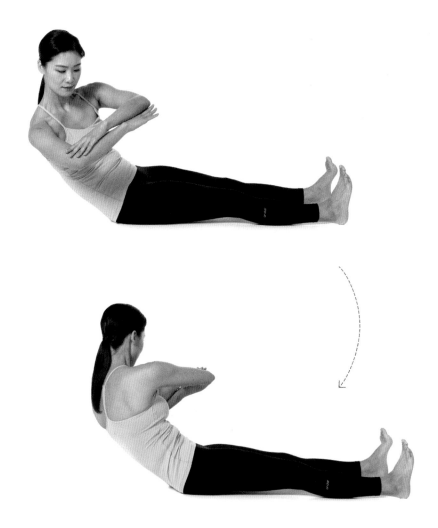

1 바르게 누워 들숨에 양팔을 위로 들어 올린다. 발끝은 몸통 쪽으로 당긴다.

2 날숨에 상체를 반만 세우고 양팔을 앞으로 뻗는다. 이때 복부를 최대한 납작하게 수축한다.

3 들숨에 양팔을 포개고 상체를 좌우로 비튼다. 날숨에 천천히 누워 제자리로 돌아간다.

상체 말아 올리기

15회씩 3세트 반복

척추 마디마디를 늘여 복부의 속 근육을 단단하게 하고 허리 통증을 줄여줍니다.

1

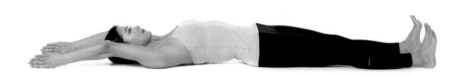

2

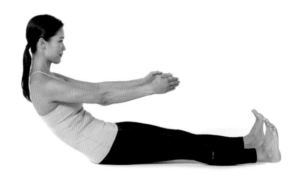

3

1 바닥에 누워 들숨에 팔다리를 위아래로 길게
  뻗는다.

2 날숨에 팔을 먼저 가슴 쪽으로 내리고 복부를
  수축하여 머리부터 둥글게 말아 상체를 일으
  켜 세운다.

3 들숨에 무릎을 살짝 들고 상체를 숙여 허리를
  늘인 후 날숨에 천천히 뒤로 누워 제자리로
  돌아간다.

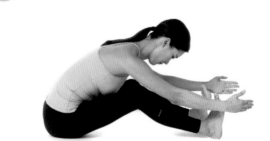

누운 자세에서 다리 교차해 당기기

좌우 10회씩 3세트 반복

허벅지 뒤쪽 근육을 풀어주고 다리에 탄력을 더해줍니다. 더불어 양쪽 갈비뼈 사이에 있는 복부 근육을 강화합니다.

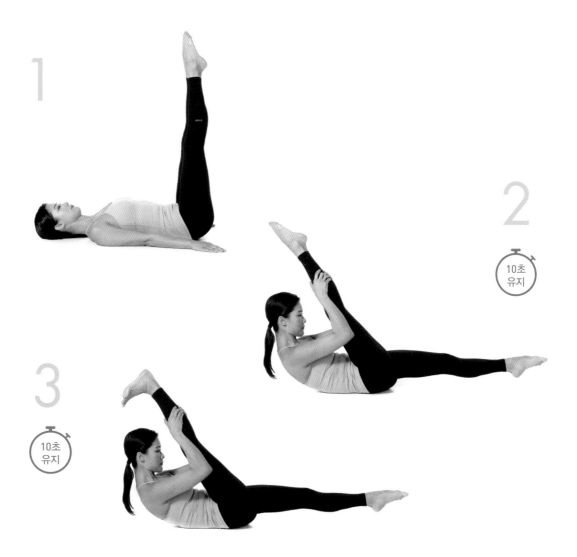

1　바닥에 누워 들숨에 다리를 위로 들어 올린다. 이때 엄지발가락을 위로 올려 발등을 늘인다.

2　날숨에 복부를 수축하여 상체를 명치까지 올린다. 들숨에 양손으로 오른쪽 무릎을 잡아 얼굴 쪽
　　으로 당기고 왼쪽 다리는 바닥에 내려놓는다.

3　숨을 들이마셨다가 날숨에 발끝을 얼굴 쪽으로 당긴다.

••• 동작 1

와이드 스쿼트 자세에서
양팔 교차하기

좌우 15회씩 3세트 반복

어깨와 팔 라인을 탄탄하게 만들어주고 허벅지에 붙은 지방을 효율적으로 빼줍니다.

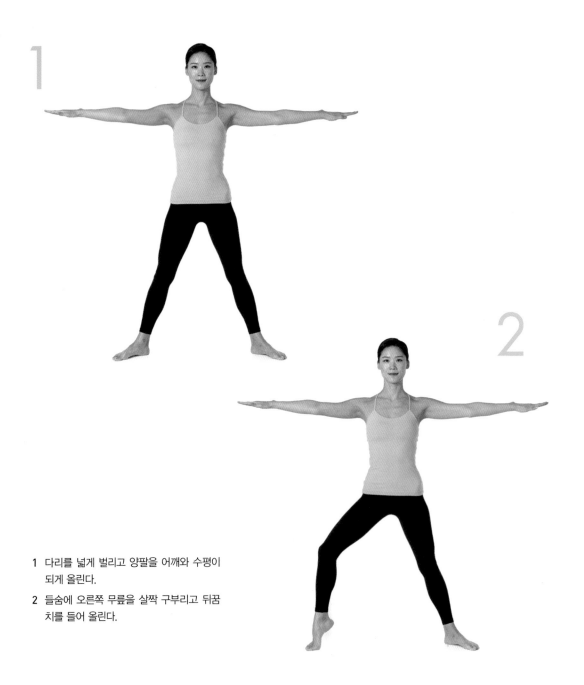

1 다리를 넓게 벌리고 양팔을 어깨와 수평이
   되게 올린다.

2 들숨에 오른쪽 무릎을 살짝 구부리고 뒤꿈
   치를 들어 올린다.

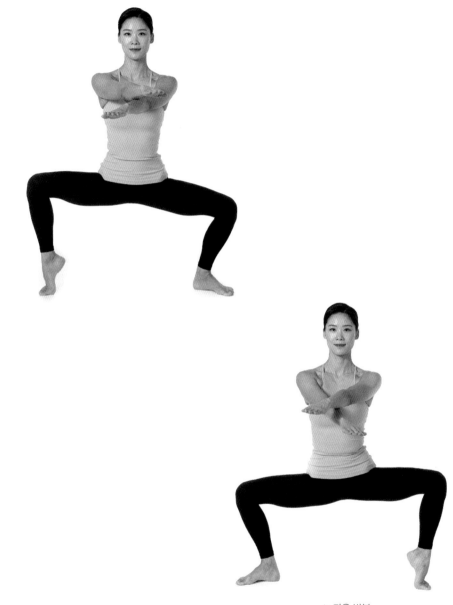

▷ 좌우 반복

3 날숨에 무릎을 구부려 앉고 양팔을 앞으로 뻗어
   교차한다.

옆으로 누워 몸통 일자 만들기

좌우 5회 반복

팔과 어깨를 단단하게 고정하여 날개 뼈 주위에 있는 근육을 강화하고 옆구리 군살을 없애는 데 도움을 줍니다.

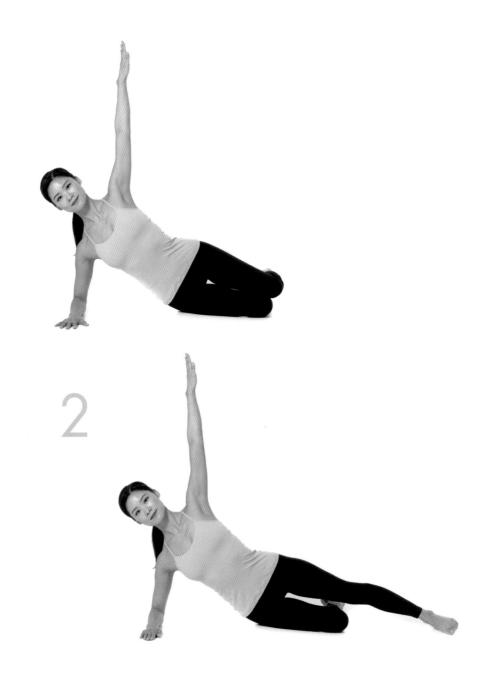

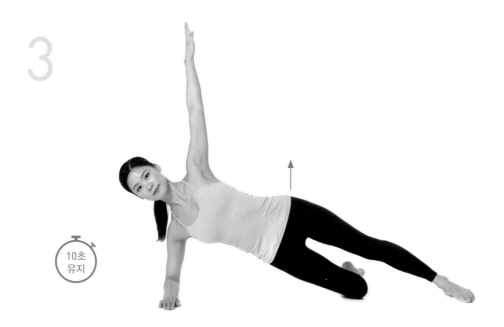

3

10초
유지

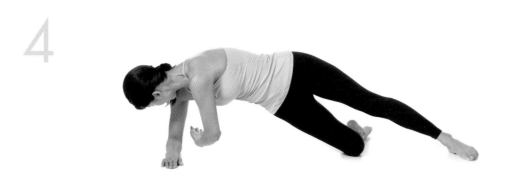

4

1 오른쪽 팔꿈치를 바닥에 대고 옆으로 앉아 왼팔을 위로 올린다.

   Point 오른쪽 어깨와 귀가 멀어지도록, 목을 움츠리지 않는다.

2 들숨에 왼쪽 다리를 뻗는다.

3 날숨에 엉덩이를 들어 올리고 복부를 강하게 수축하여 몸통이 사선으로 일자가 되게 한다.

   Point 어깨에 힘이 빠져 귀와 가까워지거나 엉덩이가 뒤로 빠지면 안 된다.

4 들숨에 왼팔을 내려 몸통을 감싸듯이 바닥을 스치고 날숨에 다시 위로 올린다.

활 자세에서 V자 버티기

5회 반복

허리 힘을 길러주고 등과 엉덩이 라인을 매끈하게 정리해줍니다.

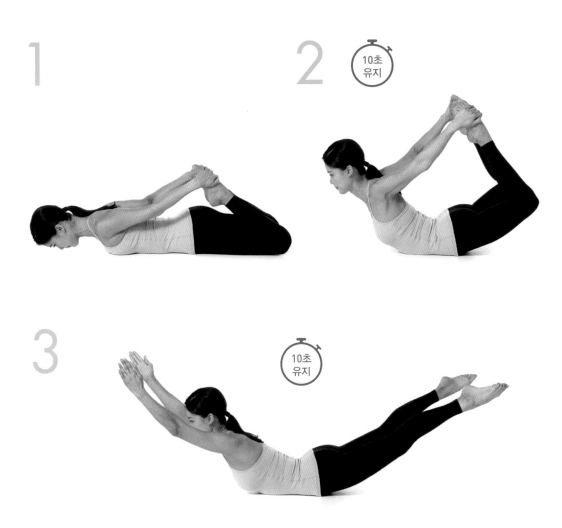

1   엎드려 누워 들숨에 다리를 접어 올리고 양손으로 발을 잡는다.

2   날숨에 정면을 보며 상체를 올리고 양팔로 다리를 당겨 하체도 위로 들어 올린다.
       Point 이때 무릎이 벌어지지 않게 고정한다.

3   들숨에 양팔을 앞으로 뻗고 날숨에 다리가 길어지는 느낌으로 팔다리를 앞뒤로 뻗는다.

5일차

짧은 시간에
큰 효과를 내는
라인 스트레칭

엎드려뻗친 자세에서
팔다리 뻗기

`15회씩 3세트 반복`

전신 근력을 모두 사용할 수 있는 동작입니다. 엉덩이 아래쪽 살을 탄력 있게 만들
어주고 팔, 어깨, 복부를 강화합니다.

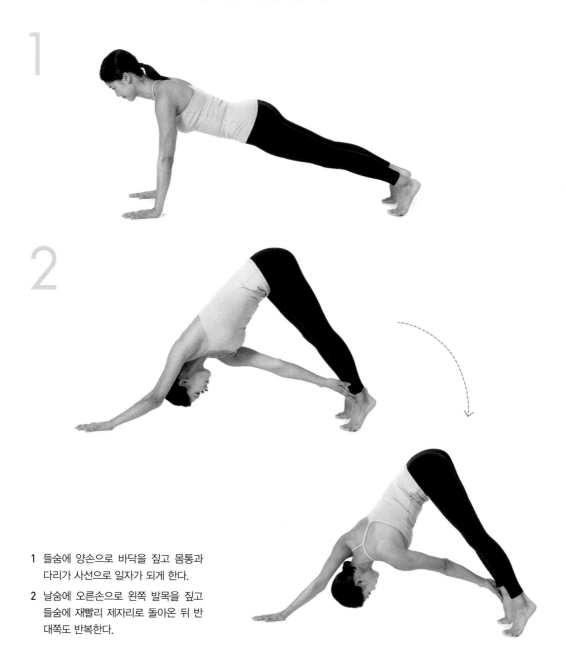

1

2

1 들숨에 양손으로 바닥을 짚고 몸통과
  다리가 사선으로 일자가 되게 한다.

2 날숨에 오른손으로 왼쪽 발목을 짚고
  들숨에 재빨리 제자리로 돌아온 뒤 반
  대쪽도 반복한다.

누운 자세에서 다리 교차하며 허리 비틀기

15회씩 3세트 반복

복부 전체를 자극하여 옆구리 군살 빼는 데 효과가 매우 큽니다.

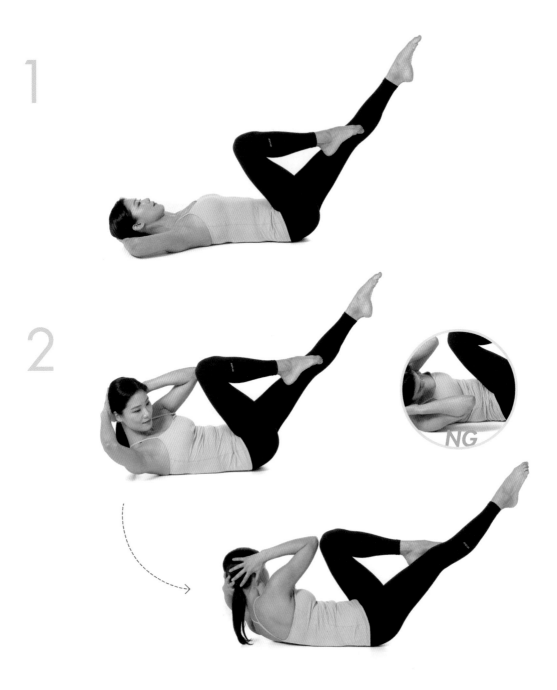

NG

3

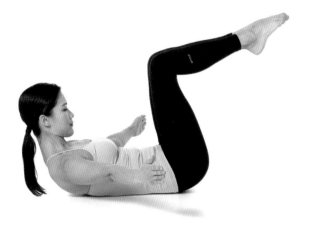

4

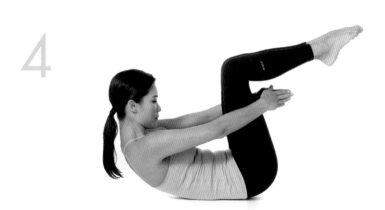

1 바닥에 누워 양손으로 머리를 받친다. 들숨에 오른쪽 다리를 몸통 쪽으로 접고 왼쪽 다리는 길게 뻗는다.

2 날숨에 왼쪽 팔꿈치와 오른쪽 무릎이 맞닿도록 허리를 비튼다. 반대쪽도 반복한다.

  Point 복부에 힘이 빠져 팔꿈치만 끌어당기지 않도록 주의한다.

3 들숨에 손을 풀고 양 무릎을 직각으로 구부려 붙인다.

4 날숨에 상체를 올리며 양손을 허벅지 뒤로 뻗어 박수를 치듯 모은다.

옆으로 누워 팔 굽히고 다리 올리기

좌우 3회 반복

팔꿈치 위쪽에 있는 삼두근과 허벅지 근육을 집중적으로 강화하고, 팔다리에 잔 근육을 만들어줍니다.

1

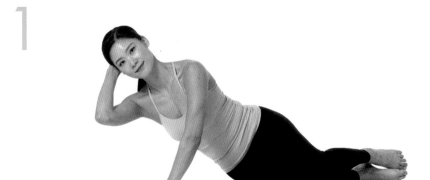

2

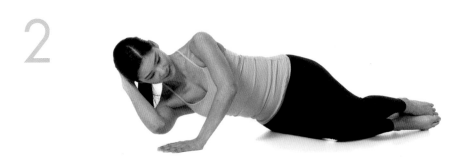

1 옆으로 앉아 들숨에 왼손으로 바닥을 짚고 오른손은 머리 뒤에 올린다.

2 날숨에 왼쪽 팔꿈치를 구부려 몸통을 바닥 가까이 내린다. 1~2번 동작을 10회 반복한다.

　Point 어깨에 힘이 들어가지 않게 왼쪽 팔뚝에 힘을 준다.

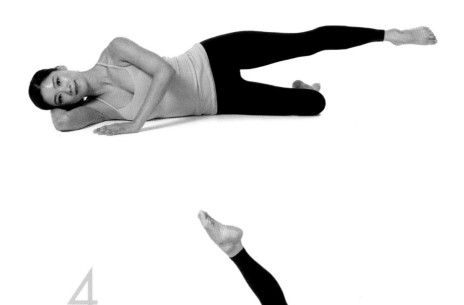

3 그대로 옆으로 누워 들숨에 왼쪽 다리를 펴 들어 올린다.

4 날숨에 다리를 얼굴 옆으로 들어 올린다. 3~4번 동작을 10회 반복한다.

    Point 다리를 옆으로 들어 올릴 때 몸통이 앞뒤로 흔들리지 않게 배에 힘을 준다.

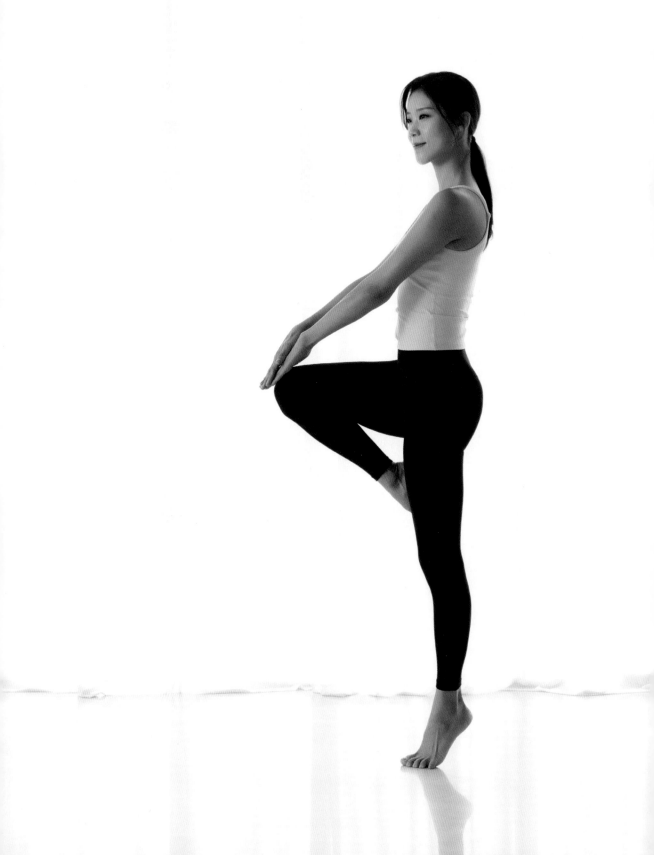

질문 있어요!

● 스트레칭은 아침과 저녁 중 언제 해야 하나요?

자신에게 맞는 시간을 선택하세요. 스트레칭은 내 몸에 집중하여 호흡과 자극을 충분히 느끼면서 해야 하기 때문에 몸이 가장 편한 시간에 하는 것이 좋습니다. 저녁에는 긴장을 풀어주고 근육을 이완시키는 부교감 신경이 활성화되어 좋고, 아침에는 장시간 굳어 있던 몸을 풀 수 있어 좋습니다. 다이어트가 목적이라면 자기 전에 스트레칭을 하는 것이 효과가 좋습니다.

● 스트레칭할 때 땀이 안 나면 운동이 안되는 건가요?

개인마다 체질이 다르기 때문에 격한 운동을 하더라도 땀이 안 나는 분들이 있고, 스트레칭을 조금만 해도 땀이 많이 나는 분들이 있습니다. 꼭 땀이 나지 않더라도 스트레칭을 하면 체온이 올라가고 관절과 근육이 이완됩니다. 스트레칭 전에 서서 상체를 숙였을 때보다 스트레칭 후에 상체가 더 많이 내려가는 걸 보면 알 수 있지요. 운동 전후를 비교했을 때 몸이 더 가볍고 관절의 움직임이 훨씬 자연스럽다면 충분히 운동이 된 거라고 볼 수 있습니다.

● 무릎이 아파서 서 있는 동작이 힘들어요.

무릎 주변에 있는 근육 중에서 가장 큰 근육이 허벅지 근육입니다. 사람은 직립보행을 하기 때문에 허벅지 근육이 많이 뭉칠 수밖에 없습니다. 잘못 발달된 허벅지 근육은 무릎 근육을 틀어지게 하여 걸음걸이를 바꾸거나 인대 염증을 유발하기도 합니다. 만약 가벼운 무릎 통증이 느껴진다면 올바르게 걷는 연습을 자주 하고 허벅지 근육을 사용하는 스트레칭 동작을 하는 것이 좋습니다. 물론 통증이 심하다면 반드시 병원에 가서 진료를 받아야 합니다.

● 복부 운동을 하고 나면 뒷목이 아파요. 이럴 땐 운동을 그만둬야 하나요?

복근이 약하면 복근이 아닌 목의 힘을 사용해 몸을 움직이게 됩니다. 특히 상체를 들어 올릴 때 많은 분들이 뒷목이 뻐근해질 정도로 힘을 줍니다. 잘못된 방법으로 힘을 주면 목 근육이 지나치게 긴장되어 통증이 생겨요. 이럴 때는 복근 쓰는 방법을 먼저 익힌 후에 다양한 스트레칭 동작으로 넘어가는 것이 좋습니다. 먼저 무릎을 세워 골반너비로 벌려 앉고 양팔을 몸통 앞으로 뻗습니다. 그다음 상체를 뒤로 천천히 기울여 복근을 최대한 수축시킵니다(63쪽 동작 참고). 이 동작을 반복해서 복근에 힘을 주는 느낌을 아는 것이 중요합니다. 이 동작이 잘되면 누워서 상체를 들어 올리는 동작을 해보세요. 이때 머리를 들어 올리지 말고 등을 들어 올려야 합니다.

유연성이 부족하거나 스트레칭을 할 때 통증이 느껴져 제대로 동작을 소화하기 어렵다면 간단한 도구를 사용해보세요. 집에서 흔히 볼 수 있는 물통, 수건, 의자를 이용한 스트레칭을 소개합니다. 도구를 이용하면 유연성이 필요한 동작을 원활하게 할 수 있고 자세도 쉽게 잡을 수 있습니다. 같은 동작이라도 맨몸으로 할 때보다 집중력과 근력을 키우는 데 더 도움이 됩니다. 특히 의자를 이용한 동작은 밖이나 사무실에서도 틈틈이 따라 하기 좋습니다. 가벼운 스트레칭과 근력 운동을 적절히 구성하여 짧아진 근육을 늘이고, 저하된 근력을 단련하여 통증을 예방하는 데 효과적인 동작을 소개합니다.

PART 2

홈트 도구를 이용한
통증 예방 스트레칭

1

물통을 이용한
통증 예방
스트레칭

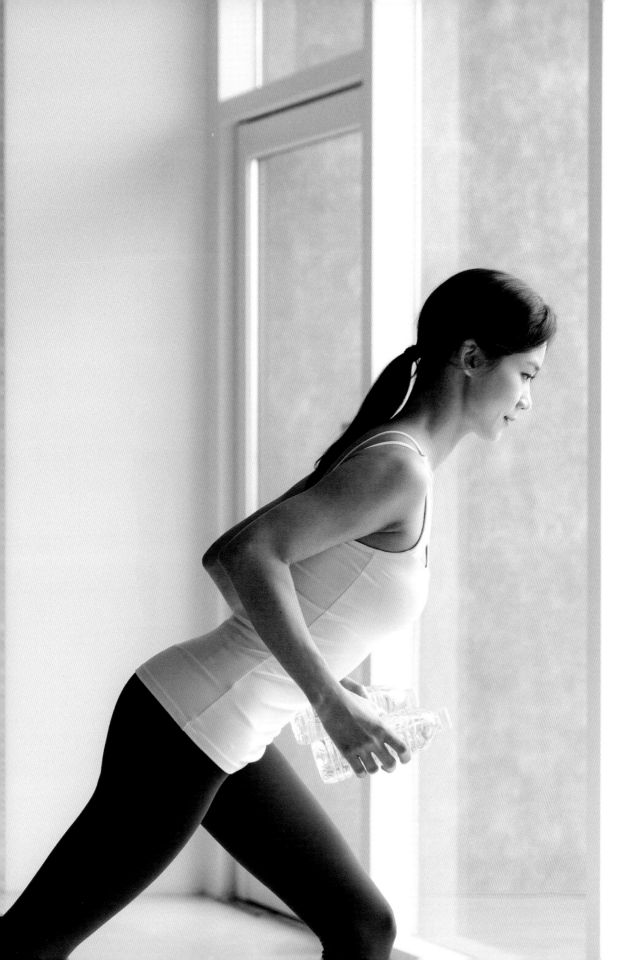

양팔 접어 올리기

30회씩 3세트 반복

물건을 들거나 가방을 오랜 시간 들고 버틸 때 쓰는 근육을 강화하는 동작입니다.

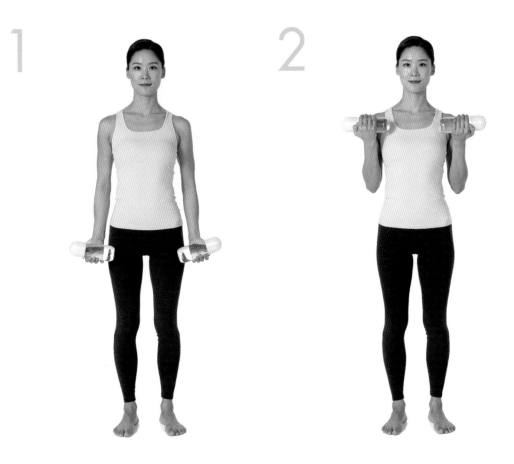

1   양손에 물통을 들고 편하게 서서 들숨에 손바닥이 천장을 향하게 한 뒤 팔꿈치를 살짝 구부린다.

2   팔꿈치 위치는 고정한 채 날숨에 팔을 구부려 물통을 어깨 쪽으로 들어 올린다. 들숨에 제자리로 돌아온다.

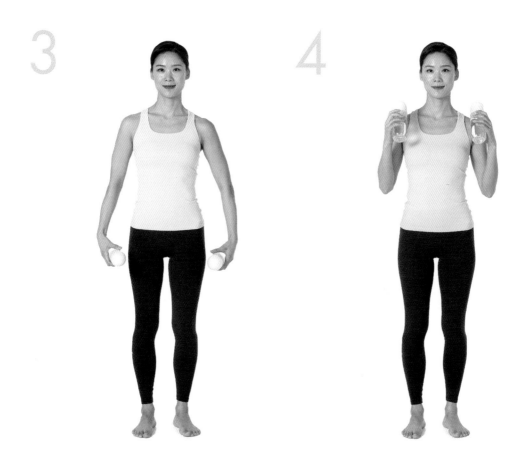

3 손바닥끼리 마주보게 하고 들숨에 팔꿈치를 살짝 구부린다.

4 팔꿈치 위치는 고정한 채 날숨에 팔을 구부려 물통을 어깨 쪽으로 들어 올린다. 들숨에 제자리로 돌아온다.

   Point 운동 후 통증이 생기지 않을 정도로만 하는 것이 좋다.

양팔 옆으로 올리기

30회씩 3세트 반복

어깨 관절을 유연하게 풀고 어깨 앞쪽 근육을 단단하게 만들어주는 동작입니다. 회전근개 손상을 예방하는 데 도움이 됩니다.

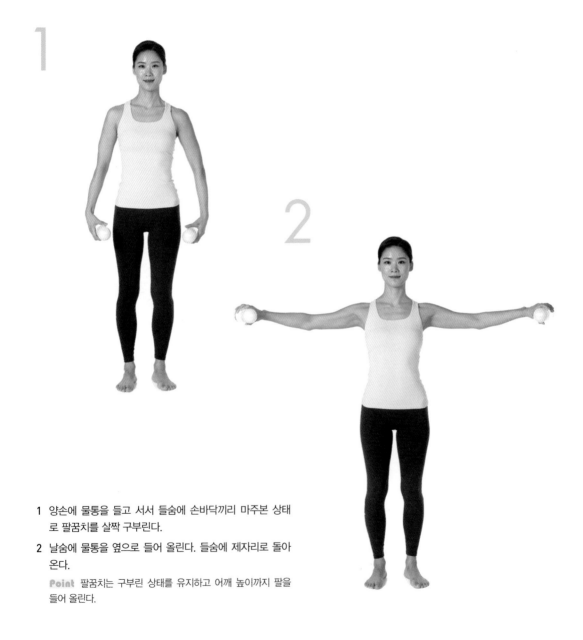

1 양손에 물통을 들고 서서 들숨에 손바닥끼리 마주본 상태로 팔꿈치를 살짝 구부린다.

2 날숨에 물통을 옆으로 들어 올린다. 들숨에 제자리로 돌아온다.

   Point 팔꿈치는 구부린 상태를 유지하고 어깨 높이까지 팔을 들어 올린다.

상체 숙여 양팔 당기기

30회씩 3세트 반복

흔히 '날갯살'이라고 불리는 팔뚝 뒤쪽과 등을 단련하는 동작입니다. 상체 뒤쪽 근육을 쓸 수 있어 평소 앉은 자세로 오랜 시간 생활하는 분들에게 추천합니다.

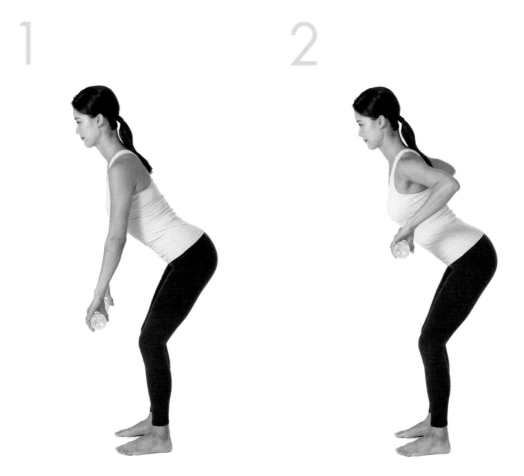

1 편하게 서서 양손에 물통을 들고 손등이 정면을 향하게 한다. 들숨에 무릎을 살짝 구부려 허리를 숙인다.

   Point 허리가 꺾이지 않게 배에 힘을 준다.

2 날숨에 팔꿈치를 직각으로 구부려 물통을 들어 올린다. 들숨에 제자리로 돌아온다.

양팔 뒤로 뻗기

30회씩 3세트 반복

팔뚝, 어깨, 등 근육을 모두 사용하는 동작입니다. 평소에 잘 사용하지 않는 뒤쪽 근육을 훨씬 부드럽고 가볍게 만들어줍니다. 앞으로 말린 어깨와 굽은 등을 활짝 펴는 데 도움이 됩니다.

1

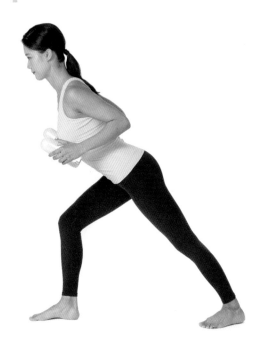

2

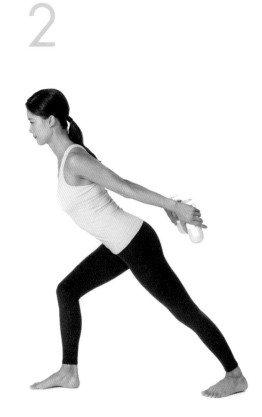

1 양손에 물통을 들고 서서 들숨에 상체를 45°로 숙인 후 오른쪽 다리를 어깨너비보다 넓게 벌려 무릎을 살짝 구부리고 왼쪽 다리는 뒤로 뻗는다. 팔꿈치를 구부려 옆구리에 붙인다.

2 날숨에 양팔을 뒤로 뻗는다. 들숨에 제자리로 돌아온다.

Point 어깨가 앞으로 말리지 않게 집중하고, 팔꿈치가 옆으로 벌어지지 않게 고정한다.

양팔 머리 뒤로 젖히기

30회씩 3세트 반복

근육 길이를 늘여주는 스트레칭 동작입니다. 머리를 감을 때나 옷 뒷단추를 잠글 때 쓰는 근육을 단련하는 데 도움이 됩니다. 단, 운동 후 통증이 생기지 않을 정도로만 합니다.

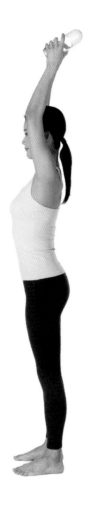

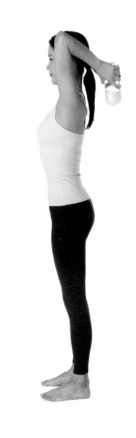

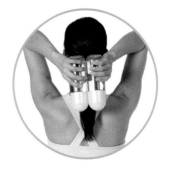

1 양손에 물통을 들고 서서 손을 머리 위로 올려 모은다.

2 들숨에 팔을 귀 옆에 붙인 채 뒤로 구부린다. 날숨에 팔꿈치 위치는 고정한 채 천천히 제자리로 돌아온다.

　　Point 팔뚝에 붙은 삼두근이 팽팽하게 당겨지는 자극을 느낀다.

누운 자세에서 양팔 모으기

30회씩 3세트 반복

가슴과 어깨 근육을 풀어주는 데 효과적인 동작입니다. 꾸준히 하면 큰 힘이 필요한 동작을 할 때 몸통 안쪽 근육을 효과적으로 사용할 수 있어 통증을 예방하는 데 도움이 됩니다.

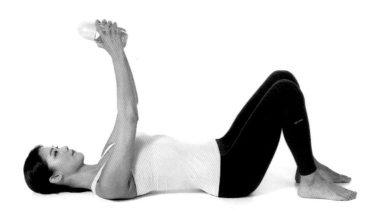

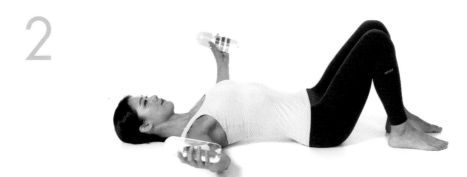

1 바닥에 누워 무릎을 세운다. 양손에 물통을 들고 손바닥끼리 마주본 상태로 팔을 뻗어 팔꿈치를 살짝 구부린다.

2 들숨에 양팔을 옆으로 벌려 팔꿈치가 닿을 정도만 내린다. 날숨에 가슴을 안쪽으로 모으듯이 천천히 팔을 올려 제자리로 돌아온다.

   Point 허리와 바닥 사이에 틈이 많이 생기지 않게 배에 힘을 준다.

누운 자세에서 팔굽혀펴기

30회씩 3세트 반복

가슴 위쪽 근육을 강화하는 동작입니다. 평소 뭉치기 쉬운 가슴 근육을 풀어주고 탄력 있게 만들어줍니다.

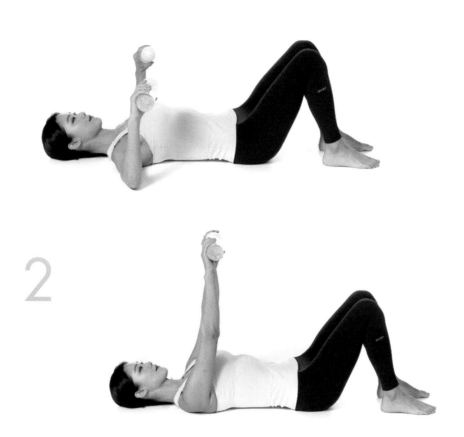

1 바닥에 누워 무릎을 세운다. 양손에 물통을 들고 들숨에 팔꿈치를 구부려 손등이 얼굴 쪽을
   향하게 한다.

2 날숨에 가슴 위쪽 근육을 조이며 양팔을 가슴 위로 모은다. 들숨에 쇄골이 옆으로 길어지는
   느낌으로 팔꿈치를 구부리며 제자리로 돌아온다.

누운 자세에서 팔굽혀펴기 응용

30회씩 3세트 반복

몸통 뒤쪽과 허리 근육을 강화하여 요통을 예방하고 자세를 바로잡을 수 있는 동작입니다. 단, 어깨와 허리 통증이 생기지 않을 정도로만 합니다.

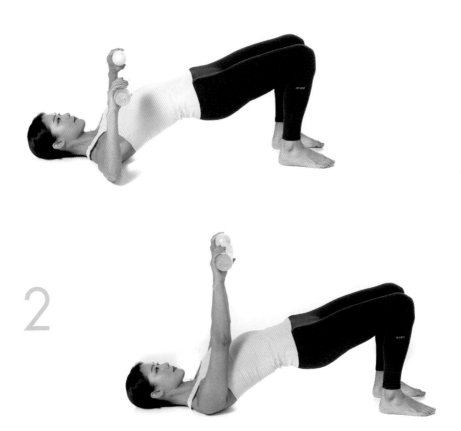

1 바닥에 누워 무릎을 구부려 세우고 엉덩이를 들어 올린다. 양손에 물통을 들고 들숨에 팔꿈치를 구부려 손등이 얼굴 쪽을 향하게 한다.

2 날숨에 가슴 위쪽 근육을 조이며 양팔을 가슴 위로 모은다. 들숨에 쇄골이 옆으로 길어지는 느낌으로 팔꿈치를 구부려 제자리로 돌아온다.

    Point 엉덩이가 내려오지 않게 자세를 유지한다. 양발에 체중을 고르게 실어 골반이 한쪽으로 기울지 않게 주의한다.

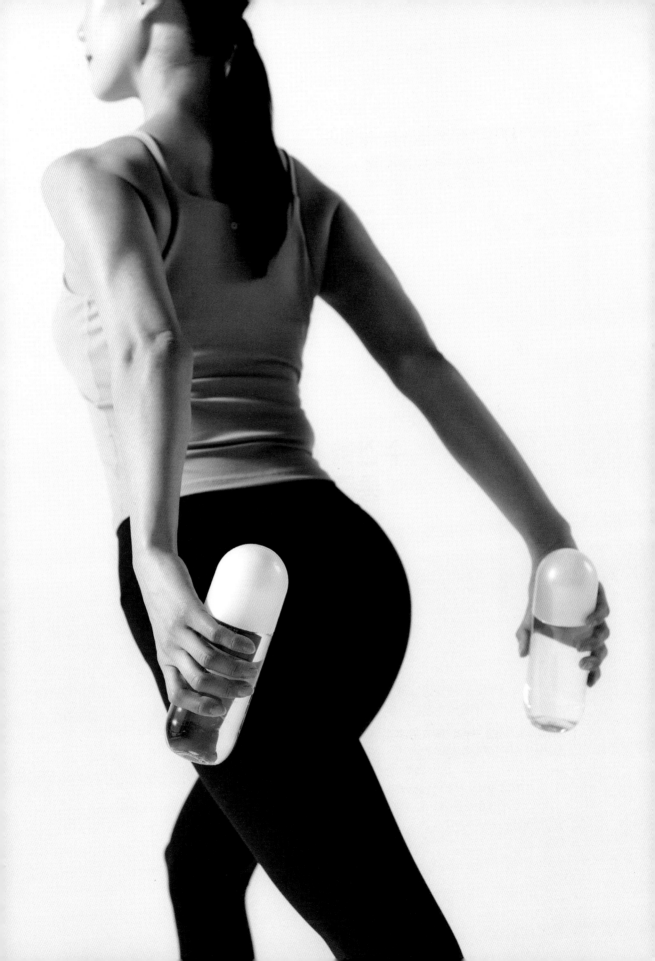

2

수건을 이용한
통증 예방
스트레칭

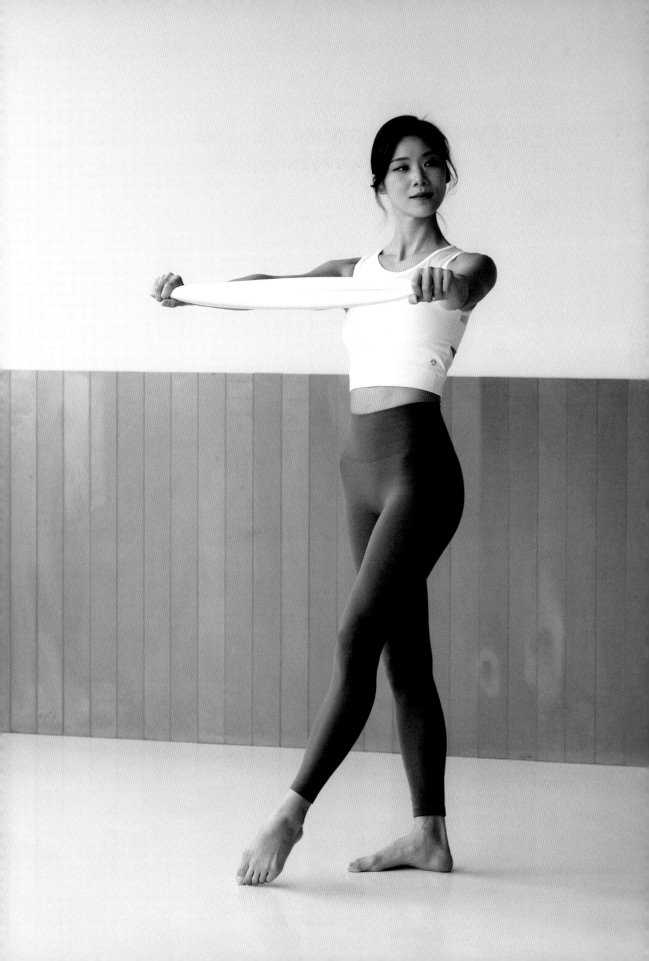

앉은 자세에서 척추 회전하기

좌우 5회 반복

좌우로 몸통을 돌려 척추의 유연성을 높이고 복부 근육 전체를 자극하는 동작입니다.

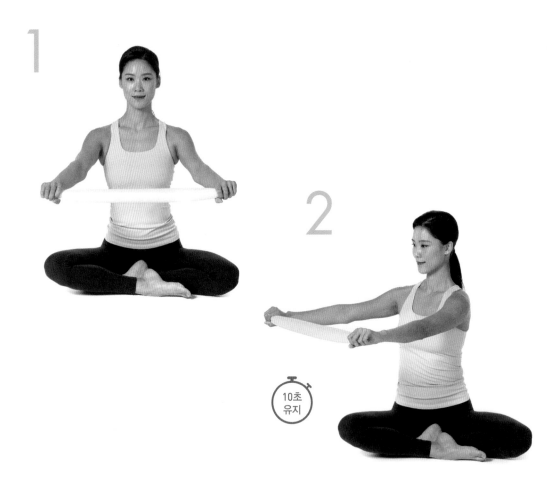

10초
유지

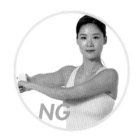

1 편하게 앉아 수건 끝을 양손으로 잡고 들숨에 팔을 앞으로 뻗는다.
   Point 수건을 팽팽하게 유지하며 배에 힘을 준다.

2 날숨에 몸통을 오른쪽으로 돌린다.
   Point 팔만 돌리지 말고 몸통도 함께 움직여야 한다.

앉은 자세에서 옆구리 늘이기

몸통을 좌우로 기울여 복부와 척추 근육을 늘여주는 동작입니다.

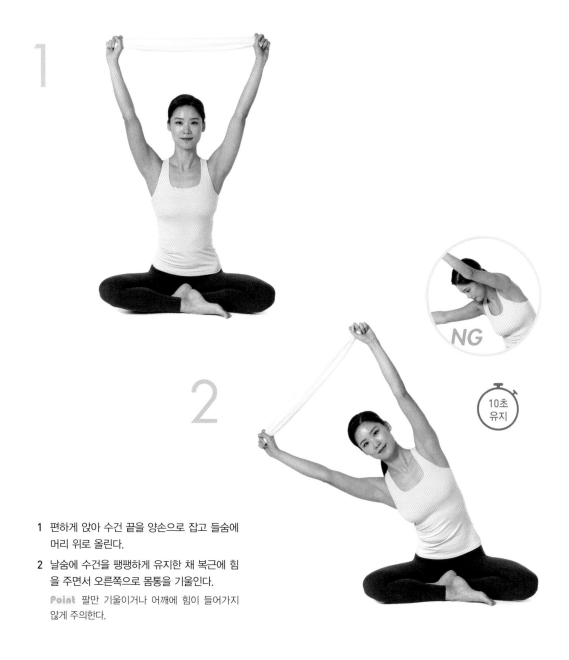

1 편하게 앉아 수건 끝을 양손으로 잡고 들숨에
  머리 위로 올린다.

2 날숨에 수건을 팽팽하게 유지한 채 복근에 힘
  을 주면서 오른쪽으로 몸통을 기울인다.

  Point 팔만 기울이거나 어깨에 힘이 들어가지
  않게 주의한다.

양팔 뒤로 접어 당기기

좌우 15회씩 3세트 반복

수건 당기는 힘을 이용해 어깨 관절의 힘을 길러주는 동작입니다.

1

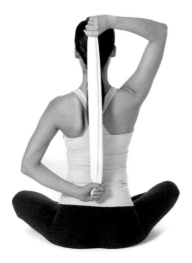

2

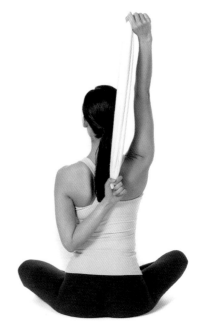

3

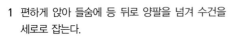

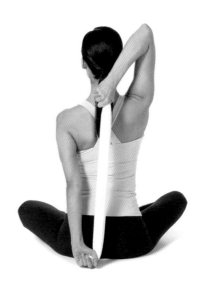

1 편하게 앉아 들숨에 등 뒤로 양팔을 넘겨 수건을
   세로로 잡는다.

2 날숨에 오른팔을 천천히 올린다. 이때 왼손은 수
   건을 아래로 당겨 수건을 팽팽하게 유지한다.

3 숨을 들이마시고 다시 날숨에 왼팔을 내려 수건을
   아래로 당긴다. 오른팔은 위로 당긴다.
   Point 어깨에 힘이 들어가지 않게 주의하고 위쪽 팔
   꿈치가 앞으로 기울지 않게 한다.

양팔 뒤로 돌려 늘이기

5회 반복

가슴 위쪽의 굳은 근육을 늘여주고, 어깨 관절을 부드럽게 움직이는 데 도움을 줍니다.

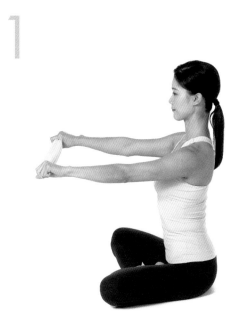

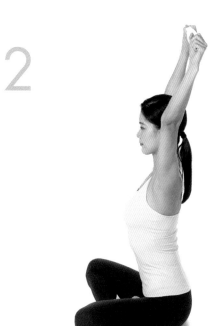

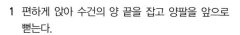

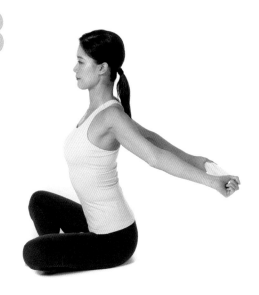

1 편하게 앉아 수건의 양 끝을 잡고 양팔을 앞으로 뻗는다.

2 들숨에 팔을 머리 위로 올려 천천히 뒤로 넘긴다.

  Point 어깨에서 힘을 뺀다.

3 날숨에 팔을 뒤로 넘기며 가슴을 활짝 편다.

  Point 어깨에 무리가 되지 않는 범위까지만 뒤로 넘긴다.

누운 자세에서 한 다리 뒤쪽 늘이기

좌우 5회 반복

유연성이 부족하여 다리 관절을 펴기 힘들 때 도움이 되는 동작입니다. 종아리와 허벅지의 뒤쪽을 시원하게 풀어주고 요통을 예방하는 데 좋습니다.

1

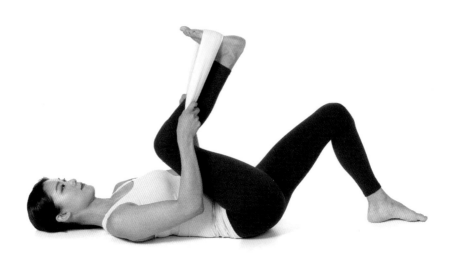

2

10초
유지

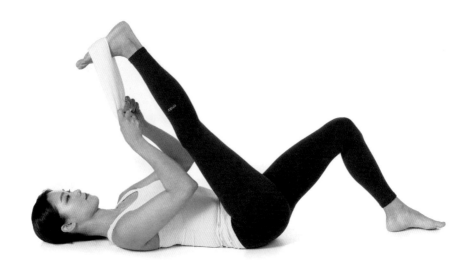

3

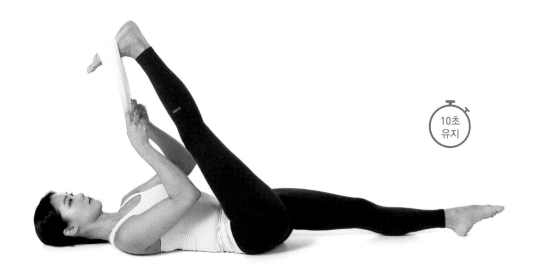

10초
유지

1 바닥에 누워 양 무릎을 세운다. 들숨에 오른쪽 다리를 가슴 쪽으로 당겨 발에 수건을 감아
   양손으로 잡는다.

2 날숨에 천천히 무릎을 편다.

3 숨을 들이마시고 오른쪽 다리를 고정한 채 날숨에 왼쪽 무릎을 천천히 편다.
   Point 어깨에 힘이 들어가지 않게 어깨와 뒷목은 바닥에 고정한다.

한 다리 올려 허벅지 늘이기

엉덩이 근육과 고관절 주변 근육을 풀어주는 동작입니다.

1

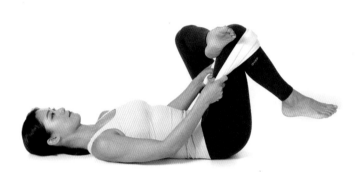

2

10초
유지

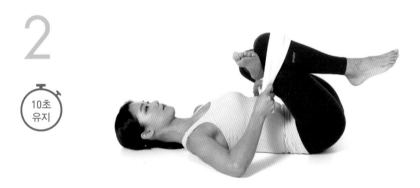

1 바닥에 누워 들숨에 왼쪽 발목을 오른쪽 허벅지에 올리고 수건을 오른쪽 정강이에 걸어 양손
   으로 잡는다.

   Point 상체 중심이 한쪽으로 쏠리지 않게 집중한다.

2 날숨에 수건을 몸통 쪽으로 당겨 왼쪽 골반을 풀어준다.

   Point 왼쪽 무릎은 몸통과 멀어지게 밀어낸다.

한 다리 올려 오금 펴기

좌우 5회 반복

고관절과 무릎 뒤쪽에 있는 굳은 근육을 동시에 풀어주는 동작입니다.

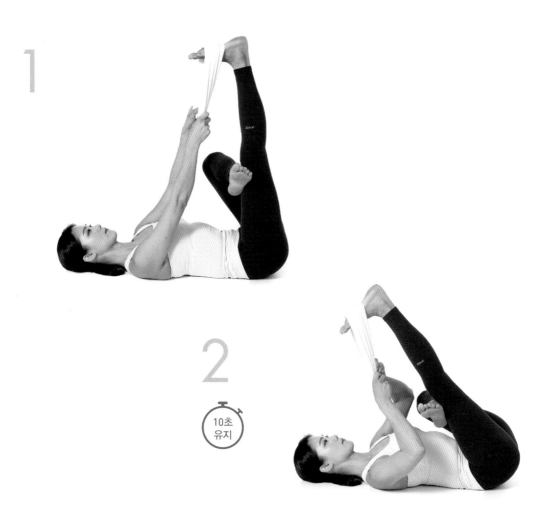

1 바닥에 누워 왼쪽 발목을 오른쪽 허벅지에 올리고, 수건을 오른발에 걸어 양손으로 잡고 들
   숨에 무릎을 편다.

2 날숨에 수건을 몸통 쪽으로 당겨 오른쪽 무릎 뒤쪽을 늘인다.

   Point 배에 힘을 주어 허리가 바닥에서 떨어지지 않게 한다.

다리 모아 당기기

5회 반복

잘못된 자세 때문에 틀어진 골반을 바로잡는 데 도움이 되는 동작입니다.

1

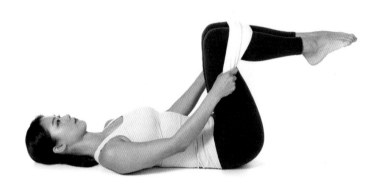

2

10초
유지

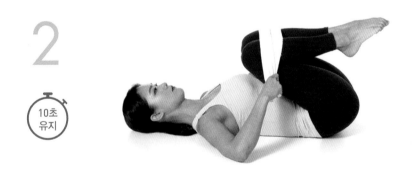

1 바닥에 누워 들숨에 양 무릎을 구부려 붙인 다음 수건을 정강이에 걸고 양손으로 잡는다.

2 날숨에 수건을 몸통 쪽으로 당기고 골반에서 힘을 뺀다.

   Point 배에 힘을 주어 엉덩이가 심하게 들리지 않게 한다.

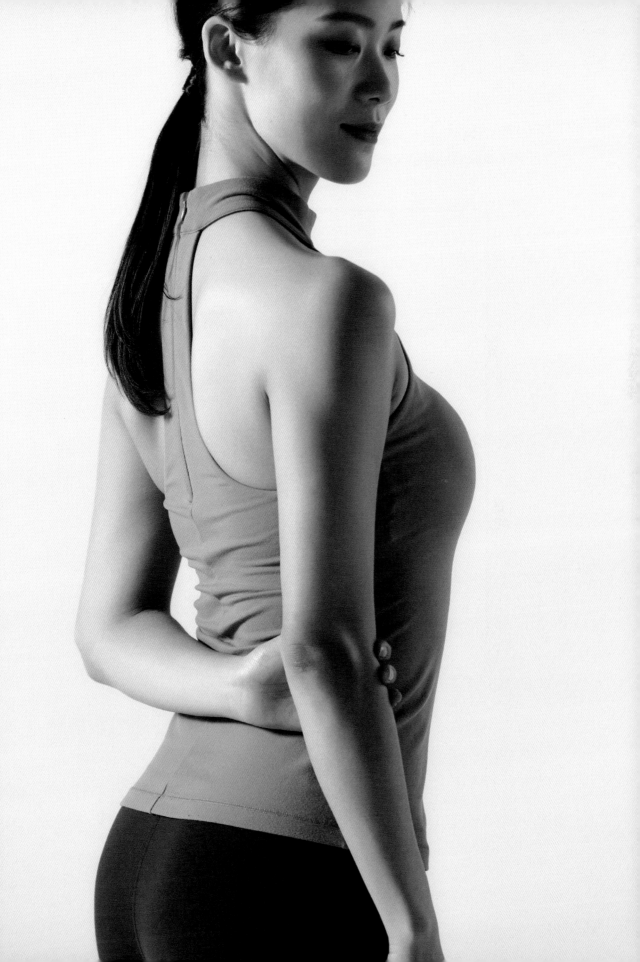

3

의자를 이용한
통증 예방
스트레칭

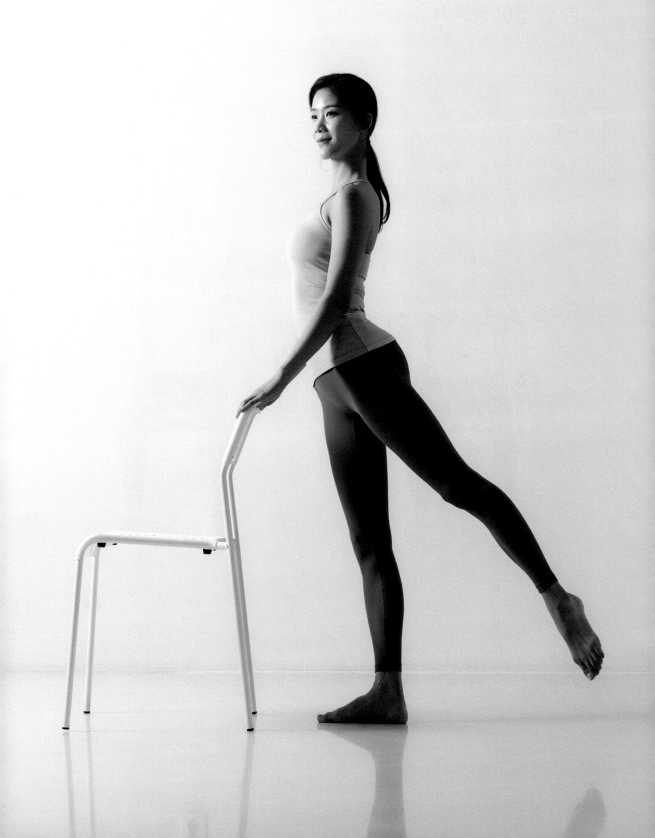

한 팔 접어 당기기

어깨 관절을 늘이고 뭉친 근육을 부드럽게 풀어주는 동작입니다. 일상생활에서 한결 편안하게 움직일 수 있습니다.

1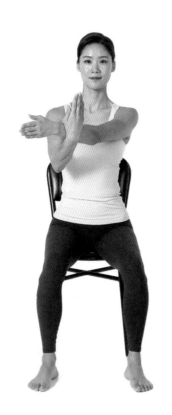

2

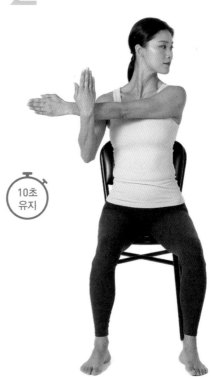

10초
유지

1 의자에 앉아 허리를 곧게 세우고 들숨에 왼팔을 오른쪽으로 넘겨 오른팔로 감싼다.

2 날숨에 오른팔을 몸통 쪽으로 당기고 고개를 돌려 왼쪽을 바라본다.

  Point 뻗은 팔의 어깨가 올라가지 않게 주의하고 팔꿈치를 쭉 편다.

손목 안쪽 늘이기

5회 반복

오랜 시간 휴대폰을 사용하거나 컴퓨터 작업을 하느라 손목에 쌓인 피로를 풀어주는 동작입니다. 손목 관절을 튼튼하게 해줍니다.

1   2   10초 유지

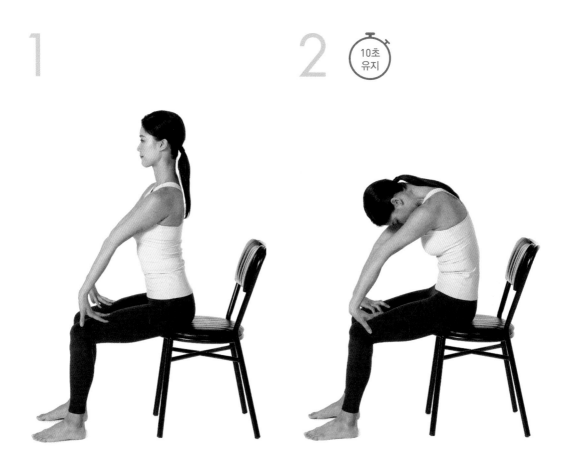

1   의자 끝에 걸터앉아 들숨에 손바닥을 몸통 바깥쪽으로 향한 채 손가락 끝을 허벅지 위에 올린다.

2   날숨에 손바닥이 허벅지에 닿도록 누르면서 고개를 숙여 등을 둥글게 만다.

     Point   어깨가 위로 올라가지 않게 주의하고, 체중을 손목에 실어 꾹 누른다.

127

한 다리 올려 상체 숙이기

좌우 5회 반복

하체의 혈액순환을 도와 부기를 빼는 데 효과가 좋은 동작입니다. 골반 주변에 뭉친 근육을 시원하게 풀어줍니다.

1   2   10초 유지

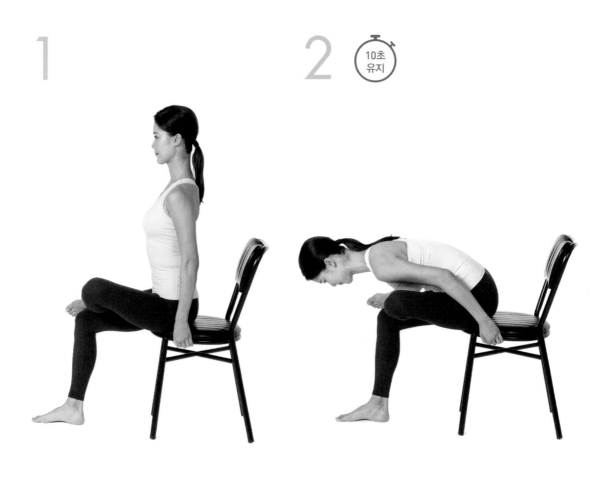

1   의자 끝에 걸터앉아 들숨에 왼쪽 발목을 오른쪽 허벅지에 올리고 양손으로 의자를 잡는다.

2   날숨에 상체를 최대한 숙인다.

한 다리 잡고 무릎 펴기

좌우 5회 반복

하체 아래쪽에 몰린 피가 잘 순환되게 도와주는 동작으로, 장시간 앉아서 생활하는 분들에게 효과적입니다.

1

2
10초
유지

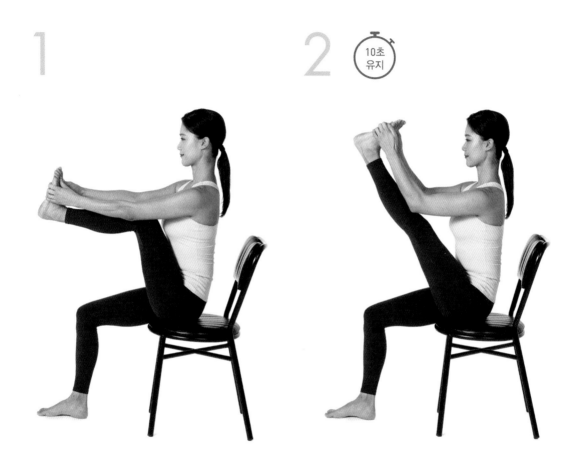

1 의자 끝에 걸터앉아 들숨에 왼쪽 무릎을 가슴 쪽으로 당겨 양손으로 발을 잡는다.

   Point 이 동작이 어렵다면 발목을 잡는다.

2 날숨에 무릎을 편다.

   Point 허벅지가 당기는 느낌이 들 정도로만 무릎을 편다.

한 다리 무릎 펴 들어 올리기

좌우 5회 반복

허벅지 앞부분인 대퇴사두근을 강화하는 동작입니다. 걷기, 계단 오르기 등 일상생활에서 많이 하는 동작에 쓰이는 근육의 피로를 풀어줍니다.

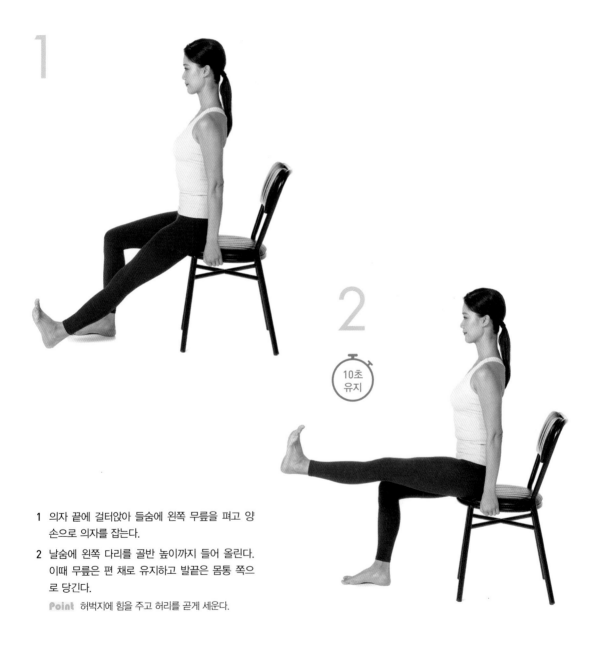

1 의자 끝에 걸터앉아 들숨에 왼쪽 무릎을 펴고 양
   손으로 의자를 잡는다.

2 날숨에 왼쪽 다리를 골반 높이까지 들어 올린다.
   이때 무릎은 편 채로 유지하고 발끝은 몸통 쪽으
   로 당긴다.

   Point 허벅지에 힘을 주고 허리를 곧게 세운다.

다리 벌려 허리 비틀기

좌우 5회 반복

굳은 골반을 넓게 벌려 시원하게 풀어주고 틀어진 골반을 바로잡는 데 도움을 주는 동작입니다. 상체와 하체를 모두 사용하므로 전신 혈액순환에 효과가 좋습니다.

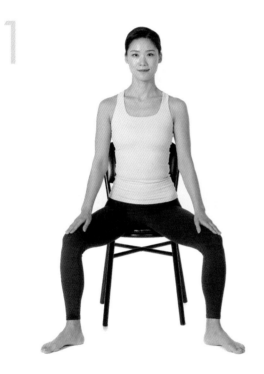

10초
유지

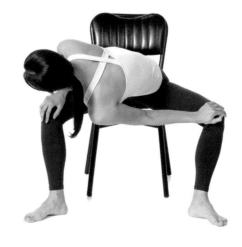

1 의자 끝에 걸터앉아 들숨에 다리를 넓게 벌리고 양손으로 무릎을 잡는다.

2 날숨에 몸통을 오른쪽으로 돌려 왼쪽 어깨를 바닥으로 내리고 왼손으로 왼쪽 무릎을 밀어낸다.

한 다리 뻗어 옆구리 늘이기

좌우 5회 반복

몸통 측면을 늘여 굳은 척추를 풀어주는 동작입니다. 팔다리 모양을 바꿔 어깨와 허벅지에도 자극을 주고 전신을 시원하게 해주는 효과가 있습니다.

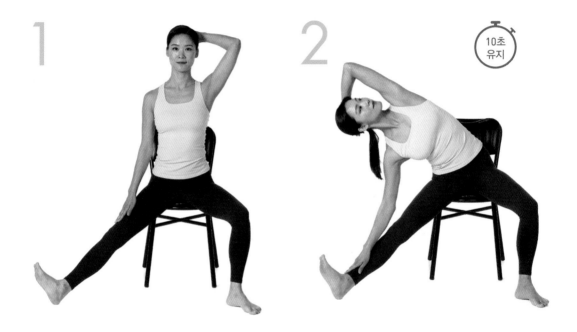

10초
유지

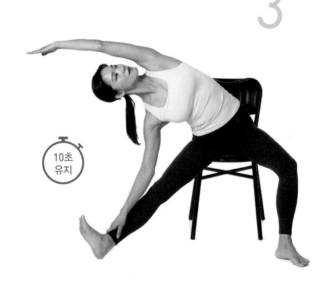

10초
유지

1 의자에 걸터앉아 들숨에 오른쪽 다리를 옆으로 뻗는다. 왼손은 뒷머리에, 오른손은 허벅지 위에 올린다.

2 날숨에 몸통을 오른쪽으로 기울이고 고개를 돌려 천장을 바라본다.

3 숨은 편하게 쉬며 왼팔을 위로 올려 옆구리를 더 늘인다.

Point 어깨에 힘이 들어가거나 팔이 불편하다면 2번 동작을 유지한다.

허리 굽혔다 펴면서 다리 차기

좌우 20회 반복

허리를 늘여 유연성을 높이는 동작입니다. 다리를 뒤로 뻗는 동작을 더해 허리에서 엉덩이로 연결되는 부분의 근력을 강화할 수 있습니다.

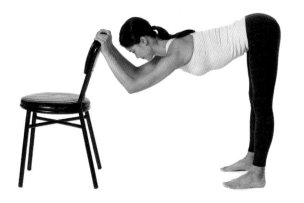

1 의자 등받이를 잡고 서서 들숨에 다리는 골반 너비로 벌리고 날숨에 상체를 숙인다.

   Point 무게 중심을 발볼에 두고 바르게 선다.

2 들숨에 상체를 세워 왼발로 뒤쪽을 짚는다.

3 날숨에 왼쪽 무릎을 편 채 다리를 뒤로 들어 올린다.

   Point 상체가 많이 꺾이지 않게 주의한다.

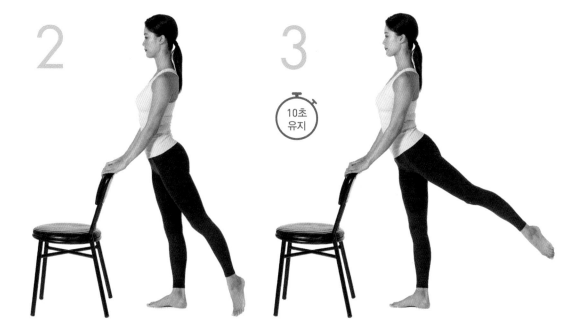

133

매일매일 달라지는 몸 상태와 기분에 따라 부위별, 상황별 스트레칭 프로그램을 골라보세요. 스트레칭은 꾸준히 하고 전신을 골고루 자극하는 것이 좋지만 특별히 공략하고 싶은 부위가 있다면 원하는 프로그램을 골라 반복해도 좋습니다. PART 3에는 다양한 스트레칭 동작을 자연스럽게 이어서 할 수 있도록 QR 코드를 수록했습니다. 자, 저와 함께 스트레칭할 준비가 되셨나요?

PART 3

하루 10분
스트레칭 프로그램

※ 일러두기

- 보면서 따라 하는 QR 코드를 수록했습니다. 〈강하나 스트레칭〉 유튜브에서 동영상을 제공합니다.

- PART 1과 PART 2 동작을 재구성하여 10분 내외로 스트레칭할 수 있는 프로그램입니다.

- 동영상에서 여러 동작을 자연스럽게 연결하기 위해 상세 동작의 순서, 방법, 횟수 등을 조금씩 변경하였습니다.

- 동영상에서 동작 반복 횟수는 본인에게 맞게 조절하세요.

- 동영상에서 잘 보이지 않는 동작은 안내된 페이지를 참고해주세요.

크롭티가 잘 어울리는 11자 복근 만들기

복부 근육을 집중적으로 사용할 수 있는 동작들입니다. 뱃살을 없애고 탄력 있는 배를 만들 수 있습니다. 스트레칭을 할 때 배를 등 쪽으로 당기는 느낌이 들게 힘을 주면 효과를 더 크게 볼 수 있습니다.

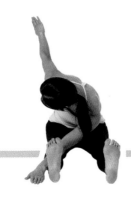

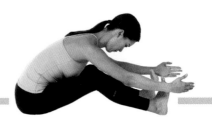

1 다리 벌려 앉아 허리 비틀기
다리를 벌려 앉아 양팔을 수평으로 든다. 상체를 숙여 한 손을 반대쪽 발 옆으로 뻗는다.
└→ 상세 동작 62쪽

2 상체 말아 올리기
누워서 천천히 상체를 일으켜 세운 후 손으로 발을 잡는다. 다시 제자리로 돌아간다.
└→ 상세 동작 84쪽

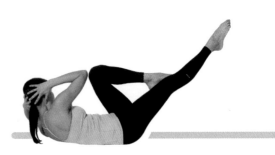

6 누운 자세에서 다리 교차하며 허리 비틀기
누워서 양손으로 머리 뒤를 잡고 서로 반대 방향의 팔꿈치와 무릎이 맞닿도록 허리를 비튼다.
└→ 상세 동작 92쪽

136

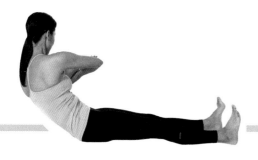

3 **누운 자세에서 상체 세워 허리 비틀기**
누워서 양팔을 가슴 앞에서 마주 잡고 허리를
약간 세운 후 좌우로 비튼다.
 └ • 상세 동작 82쪽

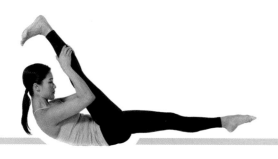

5 **누운 자세에서 다리 교차해 당기기**
누워서 상체를 약간 들고 다리를 한쪽씩 올려
당긴다.
 └ • 상세 동작 85쪽

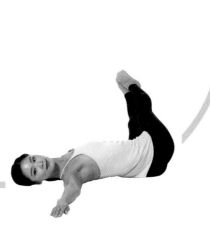

4 **누운 자세에서 다리 들어 허리 비틀기**
누워서 다리를 한쪽으로 넘기고 고개는 반대쪽
으로 돌린다.
 └ • 상세 동작 64쪽

볼륨감 있는 가슴 라인 만들기

겨드랑이 군살을 없애고 가슴 근육을 단련하는 동작들입니다. 팔 근육을 함께 사용하기 때문에 쇄골과 어깨 라인을 다듬어 가슴이 더 볼륨감 있어 보이는 효과를 낼 수 있습니다.

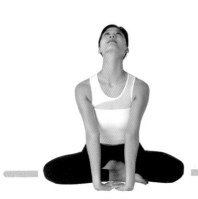

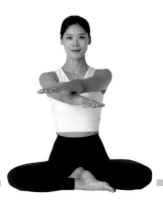

1 깍지 끼고 바닥 짚기

앉아서 양손을 깍지 끼고 손바닥을 바깥쪽으로 뒤집어 바닥을 짚는다. 바닥을 지그시 누르며 가슴을 앞쪽으로 내민다.

↳ 상세 동작 26쪽

2 양팔 뻗어 교차하기

앉아서 양팔을 가슴 앞으로 뻗어 빠르게 위아래로 교차한다.

↳ 상세 동작 30쪽

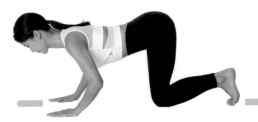

6 팔 굽혀 펴기

기어가는 자세에서 팔꿈치를 바깥쪽으로 구부린다.

↳ 상세 동작 32쪽

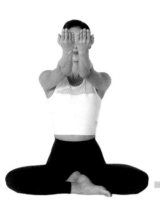

3 양팔 모아 앞으로 뻗기

앉아서 손바닥을 위로 하여 양팔을 가슴 앞으로 뻗은 후 약간 위로 들어 올린다.

⌐ 상세 동작 28쪽

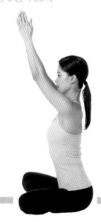

5 팔꿈치 모아 올리기

앉아서 양손을 모은 후 팔꿈치를 펴 위로 뻗는다.

⌐ 상세 동작 79쪽

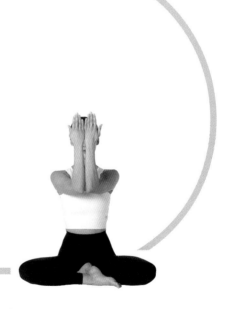

4 팔꿈치 모으기

앉아서 양팔을 직각으로 구부려 손바닥끼리 마주보게 한 다음 팔꿈치가 닿도록 가슴 앞으로 모은다.

⌐ 상세 동작 31쪽

부드러운 승모근 라인 만들기

목을 길게 늘이고 쇄골과 가슴을 활짝 열 수 있는 동작들입니다. 꾸준히 따라 하면 어깨 통증이 줄어들고 목과 어깨가 이어지는 승모근 라인을 부드럽게 만들 수 있습니다.

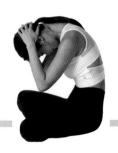

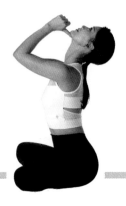

1 척추 늘이기
앉아서 양손을 머리 뒤에 두고 지그시 눌러 척추를 늘인다.
└ 상세 동작 16쪽

2 앞쪽 목 늘이기
앉아서 양손을 모아 주먹을 쥔 후 턱 아래에 두고 밀어 올려 목을 늘인다.
└ 상세 동작 17쪽

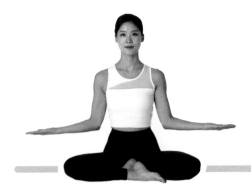

6 양팔 구부려 벌리기
앉아서 손바닥을 위로 하고 팔을 구부려 몸통 앞쪽에 모았다가 옆으로 벌려 어깨를 활짝 편다.
└ 상세 동작 29쪽

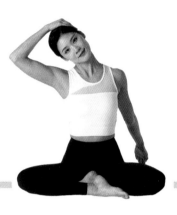

3 **옆쪽 목 늘이기**
앉아서 한 손으로 반대쪽 귀 윗부분을 잡고 머리를 옆으로 당겨 목을 늘인다.

└ 상세 동작 18쪽

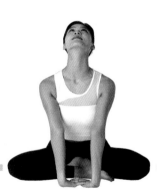

5 **깍지 끼고 바닥 짚기**
앉아서 양손을 깍지 끼고 손바닥을 바깥쪽으로 뒤집어 바닥을 짚는다. 바닥을 지그시 누르며 가슴을 앞쪽으로 내민다.

└ 상세 동작 26쪽

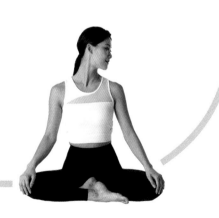

4 **고개 갸우뚱하기**
앉아서 머리를 좌우로 갸우뚱하고 고개를 뒤로 더 젖혀 어깨 뒤쪽을 바라본다.

└ 상세 동작 20쪽

탄탄하고 길어 보이는 팔뚝 만들기

평소 잘 사용하지 않는 팔뚝 안쪽과 바깥쪽 근육을 골고루 사용할 수 있는 동작들입니다. 팔이 가늘고 탄탄하면 체형이 더 날씬해 보이고 건강한 느낌이 듭니다.

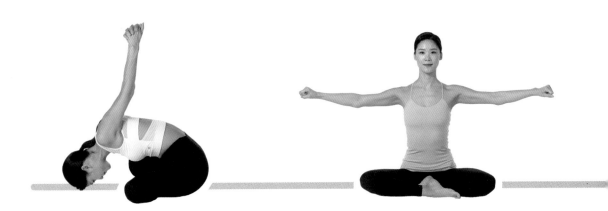

1 **양팔 뒤로 뻗어 상체 숙이기**
앉아서 등 뒤로 팔을 뻗어 깍지를 낀다. 이마가 바닥에 닿도록 상체를 숙인 후 양팔을 위로 올린다.

⌐→ 상세 동작 24쪽

2 **양팔 뻗어 수평으로 올리기**
앉아서 양팔을 앞으로 뻗어 어깨 높이까지 들어 올린 후 옆으로 뻗는다.

⌐→ 상세 동작 80쪽

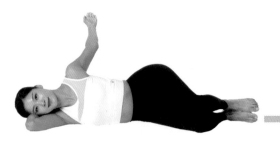

5 **한 팔씩 어깨 늘이기**
옆으로 누워 팔을 몸통 앞으로 뻗었다가 원을 그리듯이 뒤로 넘겨 돌린다.

⌐→ 상세 동작 25쪽

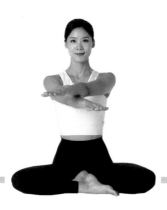

3 **양팔 뻗어 교차하기**
앉아서 양팔을 가슴 앞으로 뻗어 빠르게 위아
래로 교차한다.
└ 상세 동작 30쪽

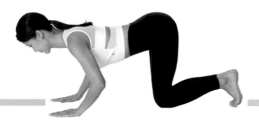

4 **팔 굽혀 펴기**
기어가는 자세에서 팔꿈치를 바깥쪽으로 구부
린다.
└ 상세 동작 32쪽

얼굴이 작아 보이는 일자 어깨 만들기

얼굴 부기를 빼고 목과 어깨를 풀어 얼굴이 작아 보이는 효과를 낼 수 있는 동작입니다. 아침저녁으로 따라 해 보세요.

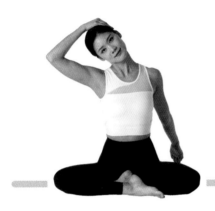

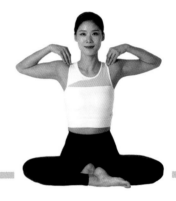

1 옆쪽 목 늘이기

앉아서 한 손으로 반대쪽 귀 윗부분을 잡고 머리를 옆으로 당겨 목을 늘인다.

↳ 상세 동작 18쪽

2 양손 어깨 올려 돌리기

앉아서 양손을 어깨 위에 올리고 팔꿈치를 가슴 앞에 모았다가 바깥으로 돌려 원을 그린다.

↳ 상세 동작 23쪽

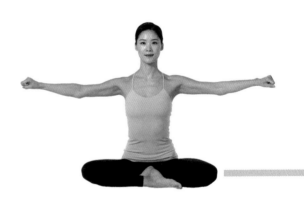

6 양팔 뻗어 수평으로 올리기

앉아서 양팔을 앞으로 뻗어 어깨 높이까지 들어 올린 후 옆으로 뻗는다.

↳ 상세 동작 80쪽

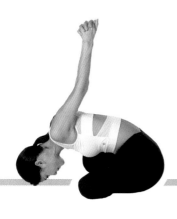

3 **양팔 뒤로 뻗어 상체 숙이기**
앉아서 등 뒤로 팔을 뻗어 깍지를 낀다. 이마가 바닥에 닿도록 상체를 숙인 후 양팔을 위로 올린다.
└ 상세 동작 24쪽

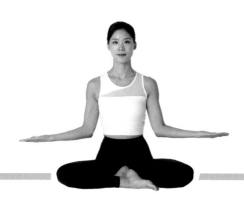

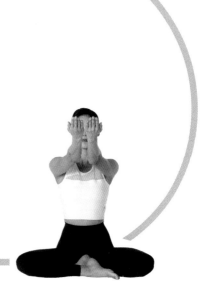

5 **양팔 구부려 벌리기**
앉아서 손바닥을 위로 하고 팔을 구부려 몸통 앞쪽에 모았다가 옆으로 벌려 어깨를 활짝 편다.
└ 상세 동작 29쪽

4 **양팔 모아 앞으로 뻗기**
앉아서 손바닥을 위로 하여 양팔을 가슴 앞으로 뻗은 후 약간 위로 들어 올린다.
└ 상세 동작 28쪽

시선을 사로잡는 뒤태 라인 만들기

어깨와 허리를 꼿꼿이 펴주고 엉덩이를 탄력 있게 끌어올리는 동작들입니다. 꼭 키가 크거나 날씬하지 않더라
도 자세가 바르면 뒤태가 훨씬 아름다워집니다.

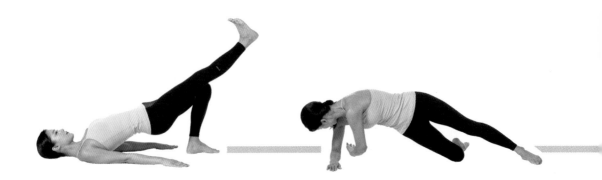

1 누운 자세에서 골반 들어 올리기
누워서 무릎을 세우고 골반을 들어 올린다. 다
리를 한쪽씩 들어 올려 무릎을 펴고 발끝을 몸
쪽으로 당긴다.

└ 상세 동작 81쪽

2 옆으로 누워 몸통 일자 만들기
옆으로 앉아 팔꿈치로 상체를 지지하고 엉덩이
를 들어 올려 다리를 뻗는다. 위쪽 팔을 들어
올렸다가 몸통을 감싸듯이 바닥으로 내린다.

└ 상세 동작 88쪽

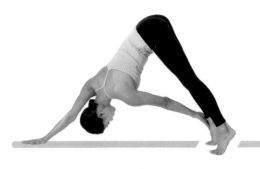

6 엎드려뻗친 자세에서 팔다리 뻗기
엎드려뻗친 자세에서 한 손으로 반대쪽 발목
을 짚고 재빨리 제자리로 돌아온다.

└ 상세 동작 91쪽

146

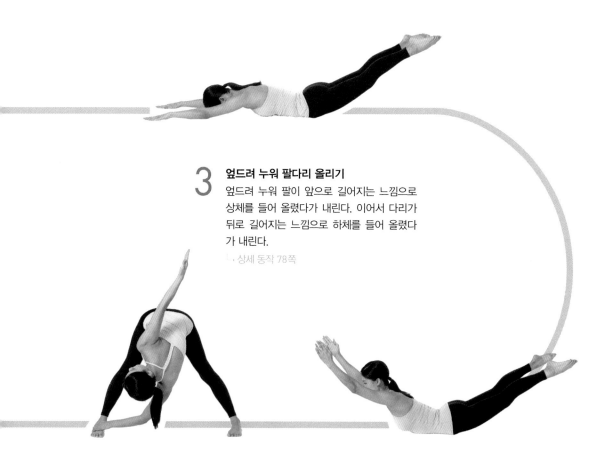

3 엎드려 누워 팔다리 올리기
엎드려 누워 팔이 앞으로 길어지는 느낌으로 상체를 들어 올렸다가 내린다. 이어서 다리가 뒤로 길어지는 느낌으로 하체를 들어 올렸다가 내린다.

・상세 동작 78쪽

5 상체 숙여 비틀기
다리를 넓게 벌리고 서서 상체를 숙여 한 손을 반대쪽 발등 위에 올리고 나머지 손을 위로 뻗는다.

・상세 동작 57쪽

4 활 자세에서 V자 버티기
엎드려 누워 팔다리를 들어 올린다. 바닥을 보며 팔다리가 서로 멀어지는 느낌으로 뻗는다.

・상세 동작 90쪽

운동 여신으로 거듭날 레깅스 라인 만들기

근육이 고르게 붙어 탄탄하면서도 휘지 않고 곧은 다리를 만들어주는 동작들입니다. 다리의 부기를 전체적으로 빼주고 관절 곳곳을 자극해 딴딴하게 뭉친 허벅지, 종아리, 엉덩이를 시원하게 풀 수 있습니다.

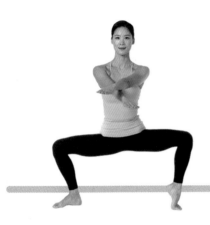

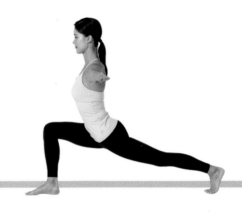

1 와이드 스쿼트 자세에서 양팔 교차하기
다리를 넓게 벌리고 서서 한쪽 뒤꿈치를 들고 앉아 양팔을 앞으로 뻗어 교차한다.
↳ 상세 동작 86쪽

2 런지 자세에서 양팔 벌리기
한쪽 다리를 앞으로 뻗어 무릎을 구부린 후 뒤쪽 다리를 뒤로 길게 뻗는다. 양팔을 어깨 높이로 들고 엉덩이를 내려 다리에 힘을 준다.
↳ 상세 동작 71쪽

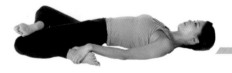

6 한 다리 올려 허벅지 늘이기
누워서 무릎을 세우고 한쪽 다리를 반대쪽 다리 무릎에 올린다. 아래쪽 다리 발목을 손으로 잡고 천천히 내려 무릎을 바닥에 붙인다.
↳ 상세 동작 50쪽

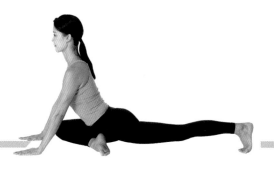

3 **접은 다리 펴면서 허벅지 늘이기**
양손으로 바닥을 짚고 앉아 한쪽 다리는 몸통
앞으로 접고 반대쪽 다리는 뒤로 접는다. 뒤쪽
다리 무릎을 천천히 뻗어 발가락을 세운다.

↳ 상세 동작 45쪽

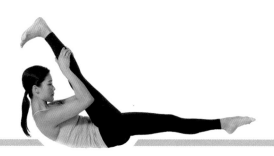

5 **누운 자세에서 다리 교차해 당기기**
누워서 상체를 약간 들고 다리를 한쪽씩 올려
당긴다.

↳ 상세 동작 85쪽

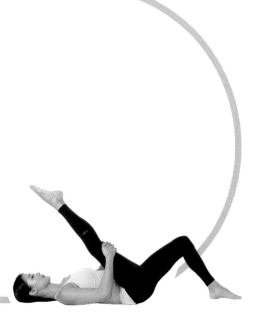

4 **누운 자세에서 허벅지 뒤쪽 늘이기**
누워서 무릎을 세우고 한쪽 다리를 들어 올린
다. 양손으로 무릎 안쪽을 잡아 당긴다.

↳ 상세 동작 68쪽

여름휴가 전에 비키니 라인 만들기

옆구리 군살을 없애고 가슴과 엉덩이를 탄력 있게 만드는 데 도움을 주는 동작들입니다. 올 여름에 비키니를 입기로 마음먹었다면 이 스트레칭 프로그램을 꾸준히 따라 해보세요.

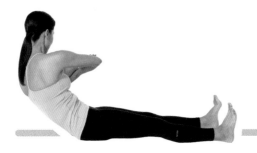

1 누운 자세에서 상체 세워 허리 비틀기
누워서 양팔을 가슴 앞에서 마주 잡고 허리를 약간 세운 후 좌우로 비튼다.

ㄴ 상세 동작 82쪽

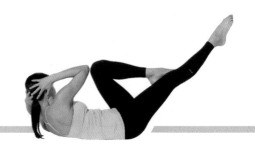

2 누운 자세에서 다리 교차하며 허리 비틀기
누워서 양손으로 머리 뒤를 잡고 서로 반대 방향의 팔꿈치와 무릎이 맞닿도록 허리를 비튼다.

ㄴ 상세 동작 92쪽

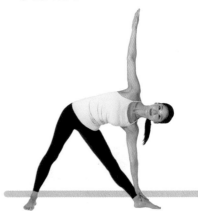

6 삼각 자세에서 몸통 늘이기
다리를 넓게 벌리고 서서 양팔을 수평으로 올린다. 몸통을 옆으로 기울여 손을 발등 위에 올린다.

ㄴ 상세 동작 70쪽

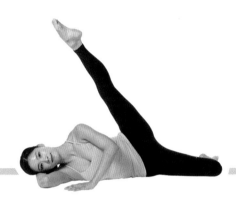

3 **옆으로 누워 팔 굽히고 다리 올리기**
한쪽 손을 머리 뒤로 올리고 옆으로 앉아 바닥
을 짚은 손의 팔꿈치를 구부려 팔굽혀펴기를 한
다. 그대로 옆으로 누워 다리를 들었다 내린다.
⌐ 상세 동작 94쪽

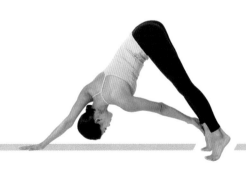

5 **엎드려뻗친 자세에서 팔다리 뻗기**
엎드려뻗친 자세에서 한 손으로 반대쪽 발목을
짚고 재빨리 제자리로 돌아온다.
⌐ 상세 동작 91쪽

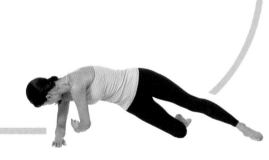

4 **옆으로 누워 몸통 일자 만들기**
옆으로 앉아 팔꿈치로 상체를 지지하고 엉덩이
를 들어 올려 다리를 뻗는다. 위쪽 팔을 들어 올
렸다가 몸통을 감싸듯이 바닥으로 내린다.
⌐ 상세 동작 88쪽

하비 탈출, 매끈한 종아리 만들기

평소에 잘 쓰지 않는 종아리 뒤쪽 근육을 풀어주는 동작입니다. 하체의 혈액순환을 돕고 늘씬한 다리를 만드는데 효과가 있습니다.

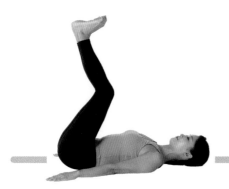

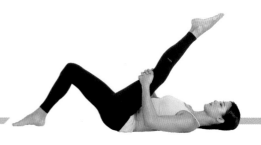

1 발가락 쥐고 발목 당기기
누워서 양발을 올린 후 발가락을 오므린 채 발목을 위아래로 움직인다.
└• 상세 동작 36쪽

2 누운 자세에서 허벅지 뒤쪽 늘이기
누워서 무릎을 세우고 한쪽 다리를 들어 올린다. 양손으로 무릎 안쪽을 잡아당긴다.
└• 상세 동작 68쪽

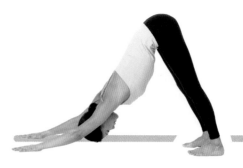

6 기어가는 자세에서 몸 뒤쪽 늘이기
기어가는 자세에서 엉덩이를 들고 손과 발로바닥을 밀어내듯이 뻗어 가슴을 최대한 내린다.
└• 상세 동작 69쪽

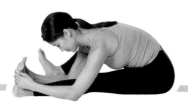

3 **오금 펴기**
무릎을 세워 앉은 후 양손으로 한쪽 발볼을 잡
고 무릎을 펴 상체를 숙인다.

└▸ 상세 동작 41쪽

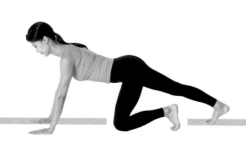

5 **기어가는 자세에서 종아리 늘이기**
기어가는 자세에서 한 다리를 뒤로 뻗어 발가
락으로 바닥을 짚는다. 뒤꿈치를 바닥 쪽으로
내린다.

└▸ 상세 동작 39쪽

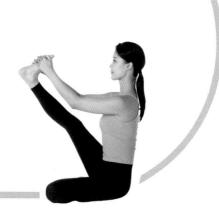

4 **양손으로 발끝 당기기**
편하게 앉아 양손으로 한쪽 발바닥을 잡고 무
릎을 구부렸다 편다.

└▸ 상세 동작 40쪽

허벅지 승마살 제거하기

청바지 핏을 살리는 허벅지 스트레칭입니다. 평소에 많이 쓰는 허벅지 앞쪽 근육은 부드럽게 풀어주고 허벅지 안쪽과 뒤쪽에 자극을 줄 수 있는 동작들입니다. 전체적인 라인을 다듬어 균형 잡힌 다리를 만들어줍니다.

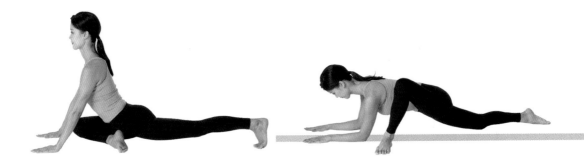

1 접은 다리 펴면서 허벅지 늘이기
양손으로 바닥을 짚고 앉아 한쪽 다리는 몸통 앞으로 접고 반대쪽 다리는 뒤로 접는다. 뒤쪽 다리 무릎을 천천히 뻗어 발가락을 세운다.

ㄴ 상세 동작 45쪽

2 한 다리 뒤로 뻗어 상체 숙이기
기어가는 자세에서 한쪽 발을 앞으로 당기고 반대쪽 다리를 뒤로 뻗어 무릎을 내린다. 팔꿈치를 구부려 바닥에 놓는다.

ㄴ 상세 동작 47쪽

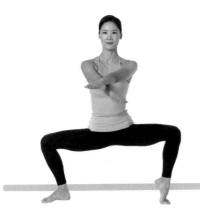

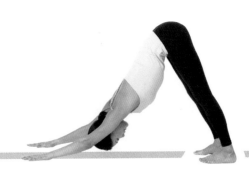

7 와이드 스쿼트 자세에서 양팔 교차하기
다리를 넓게 벌리고 서서 한쪽 뒤꿈치를 들고 앉아 양팔을 앞으로 뻗어 교차한다.

ㄴ 상세 동작 86쪽

6 기어가는 자세에서 몸 뒤쪽 늘이기
기어가는 자세에서 엉덩이를 들고 손과 발로 바닥을 밀어내듯이 뻗어 가슴을 최대한 내린다.

ㄴ 상세 동작 69쪽

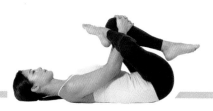

3 누운 자세에서 무릎 접어 당기기
바닥에 누워 무릎을 세우고 한쪽 다리를 반대
쪽 허벅지 위에 올린 후 무릎을 양손으로 잡아
당긴다.

↳ 상세 동작 60쪽

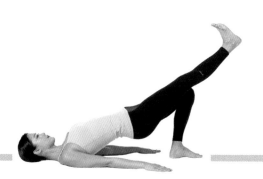

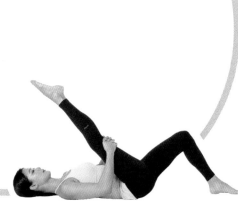

5 누운 자세에서 골반 들어 올리기
누워서 무릎을 세우고 골반을 들어 올린다. 다
리를 한쪽씩 들어 올려 무릎을 펴고 발끝을 몸
쪽으로 당긴다.

↳ 상세 동작 81쪽

4 누운 자세에서 허벅지 뒤쪽 늘이기
누워서 무릎을 세우고 한쪽 다리를 들어 올린
다. 양손으로 무릎 안쪽을 잡아당긴다.

↳ 상세 동작 68쪽

●●● 프로그램 1

뻐근한 몸을 풀어주는 스트레칭

경직되기 쉬운 어깨와 등을 풀어주고 온몸을 부드럽게 이완시키는 동작들입니다.
집에서 텔레비전을 보면서 틈틈이 따라 하기 좋습니다.

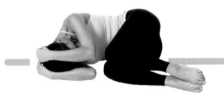
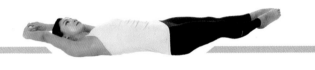

1 전신 웅크렸다 펴기

누워서 기지개를 켜듯이 팔다리를 위아래로
늘인다. 옆으로 누워 등을 동그랗게 말아 몸을
공처럼 만들었다가 제자리로 돌아온다.

└▸ 상세 동작 66쪽

2 누운 자세에서 몸통 비틀기

누워서 기지개를 켜듯이 팔다리를 위아래로
늘인 후 좌우로 기울인다.

└▸ 상세 동작 54쪽

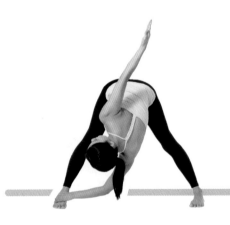

6 상체 숙여 비틀기

다리를 넓게 벌리고 서서 상체를 숙여 한 손을
반대쪽 발등 위에 올리고 나머지 손을 위로 뻗
는다.

└▸ 상세 동작 57쪽

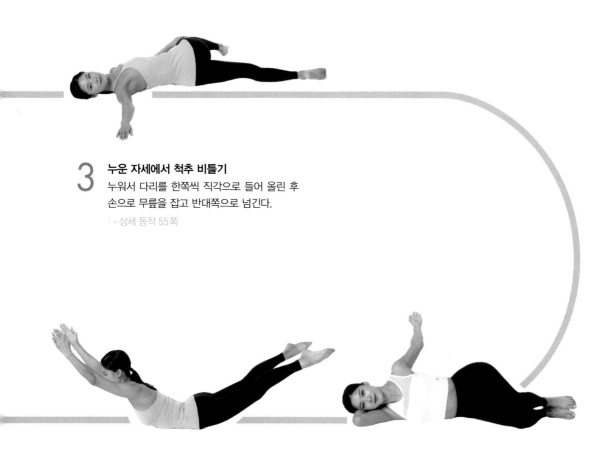

3 **누운 자세에서 척추 비틀기**
누워서 다리를 한쪽씩 직각으로 들어 올린 후
손으로 무릎을 잡고 반대쪽으로 넘긴다.

↳ 상세 동작 55쪽

5 **활 자세에서 V자 버티기**
엎드려 누워 팔다리를 들어 올린다. 바닥을 보
며 팔다리가 서로 멀어지는 느낌으로 뻗는다.

↳ 상세 동작 90쪽

4 **한 팔씩 어깨 늘이기**
옆으로 누워 팔을 몸통 앞으로 뻗었다가 원을
그리듯이 뒤로 넘겨 돌린다.

↳ 상세 동작 25쪽

운동 전후에 꼭 필요한 스트레칭

몸 곳곳의 관절을 유연하게 하고 혈액순환을 도울 수 있는 동작들입니다. 운동 전후 스트레칭은 부상을 줄이고 피로를 줄여주는 데 효과적입니다.

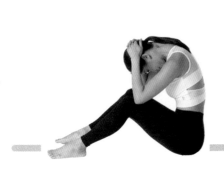

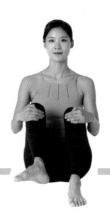

1 **양손으로 머리 당기기**
다리를 골반너비로 벌려 앉아 양손은 머리 뒤에 올린다. 머리를 당기고 복부를 수축하여 뒷목과 등 위쪽을 늘인다.
└ 상세 동작 22쪽

2 **발목 돌리기**
앉아서 발끝으로 원을 그리듯이 발목을 돌린다.
└ 상세 동작 37쪽

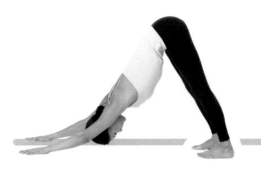

6 **기어가는 자세에서 몸 뒤쪽 늘이기**
기어가는 자세에서 엉덩이를 들고 손과 발로 바닥을 밀어내듯이 뻗어 가슴을 최대한 내린다.
└ 상세 동작 69쪽

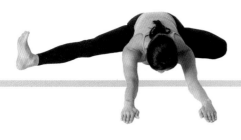

3 한 다리 옆으로 뻗어 상체 숙이기
앉아서 한쪽 다리를 옆으로 길게 뻗고 상체를
앞으로 숙인다.

└ • 상세 동작 48쪽

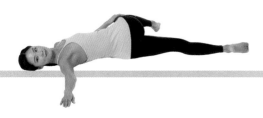

5 누운 자세에서 척추 비틀기
누워서 다리를 한쪽씩 직각으로 들어 올린 후
손으로 무릎을 잡고 반대쪽으로 넘긴다.

└ • 상세 동작 55쪽

4 무릎 접어 허벅지 늘이기
다리를 펴고 앉아 팔꿈치로 몸통을 지탱한다.
한쪽 다리를 바깥으로 접어 무릎을 내리면서 등
을 바닥에 내려놓는다.

└ • 상세 동작 46쪽

야근한 날 스트레스를 날려주는 스트레칭

장시간 앉아 일하느라 딱딱하게 굳은 목, 어깨, 팔목, 무릎을 풀어주는 동작들입니다. 업무 스트레스는 바로 풀어주지 않으면 몸에 쌓여 독이 됩니다. 자기 전에 침대 위에 앉거나 누운 자세에서 따라 해보세요. 머리를 비우고 동작에 집중합니다.

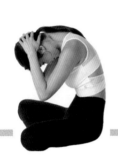

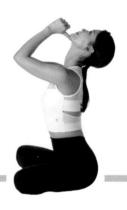

1 척추 늘이기
앉아서 양손을 머리 뒤에 두고 지그시 눌러 척추를 늘인다.

└ 상세 동작 16쪽

2 앞쪽 목 늘이기
앉아서 양손을 모아 주먹을 쥔 후 턱 아래에 두고 밀어 올려 목을 늘인다.

└ 상세 동작 17쪽

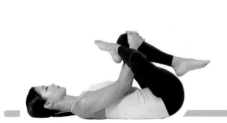

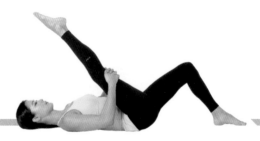

7 누운 자세에서 무릎 접어 당기기
바닥에 누워 무릎을 세우고 한쪽 다리를 반대쪽 허벅지 위에 올린 후 무릎을 양손으로 잡아당긴다.

└ 상세 동작 60쪽

6 누운 자세에서 허벅지 뒤쪽 늘이기
누워서 무릎을 세우고 한쪽 다리를 들어 올린다. 양손으로 무릎 안쪽을 잡아당긴다.

└ 상세 동작 68쪽

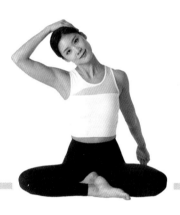

3 **옆쪽 목 늘이기**
앉아서 한 손으로 반대쪽 귀 윗부분을 잡고 머리를 옆으로 당겨 목을 늘인다.

ㄴ 상세 동작 18쪽

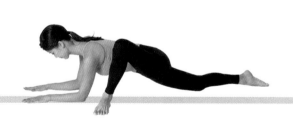

5 **한 다리 뒤로 뻗어 상체 숙이기**
기어가는 자세에서 한쪽 발을 앞으로 당기고 반대쪽 다리를 뒤로 뻗어 무릎을 내린다. 팔꿈치를 구부려 바닥에 놓는다.

ㄴ 상세 동작 47쪽

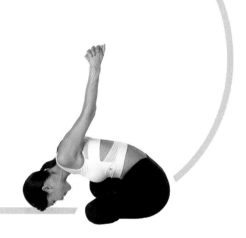

4 **양팔 뒤로 뻗어 상체 숙이기**
앉아서 등 뒤로 팔을 뻗어 깍지를 낀다. 이마가 바닥에 닿도록 상체를 숙인 후 양팔을 위로 올린다.

ㄴ 상세 동작 24쪽

상쾌한 아침을 여는 스트레칭

자는 동안 굳어 있던 몸을 깨우고 혈액순환을 돕는 동작들입니다. 통증이 느껴질 정도로 몸을 당기거나 늘이면 오히려 무리가 될 수 있습니다. 천천히 한 동작씩 따라 하세요.

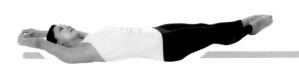

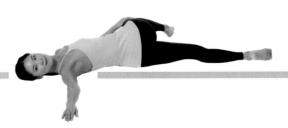

1 **누운 자세에서 몸통 비틀기**
누워서 기지개를 켜듯이 팔다리를 위아래로 늘인 후 좌우로 기울인다.
└, 상세 동작 54쪽

2 **누운 자세에서 척추 비틀기**
누워서 다리를 한쪽씩 직각으로 들어 올린 후 손으로 무릎을 잡고 반대쪽으로 넘긴다.
└, 상세 동작 55쪽

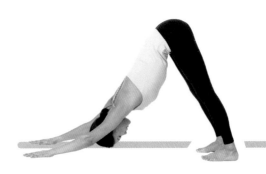

6 **기어가는 자세에서 몸 뒤쪽 늘이기**
기어가는 자세에서 엉덩이를 들고 손과 발로 바닥을 밀어내듯이 뻗어 가슴을 최대한 내린다.
└, 상세 동작 69쪽

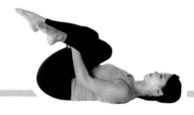

3 다리 꼬아 당기기
누워서 다리를 꼬아 양손으로 허벅지를 잡고
가슴 쪽으로 끌어당긴다.
∟· 상세 동작 49쪽

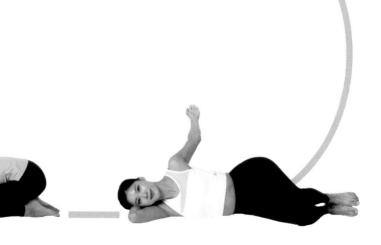

5 엎드려 누워 상체 올리기
엎드려 누워서 상체를 들어 올려 가슴을 폈다
가 엉덩이를 뒤로 빼며 엎드린다.
∟· 상세 동작 56쪽

4 한 팔씩 어깨 늘이기
옆으로 누워 팔을 몸통 앞으로 뻗었다가 원을
그리듯이 뒤로 넘겨 돌린다.
∟· 상세 동작 25쪽

숙면을 부르는 스트레칭

지친 몸과 마음을 편안하게 하고 깊은 잠에 들 수 있도록 긴장을 풀어주는 동작들입니다. 호흡을 천천히 깊게 하면서 따라 하면 더욱 좋습니다.

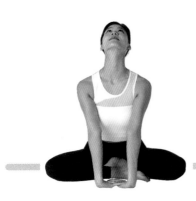

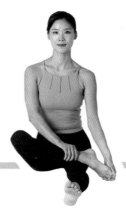

1 깍지 끼고 바닥 짚기

앉아서 양손을 깍지 끼고 손바닥을 바깥쪽으로 뒤집어 바닥을 짚는다. 바닥을 지그시 누르며 가슴을 앞쪽으로 내민다.

└→ 상세 동작 26쪽

2 발목 늘이기

앉아서 한쪽 발목을 반대쪽 허벅지 위에 올린다. 발목을 몸통 쪽으로 당겼다가 바닥 쪽으로 내려 발목을 늘인다.

└→ 상세 동작 38쪽

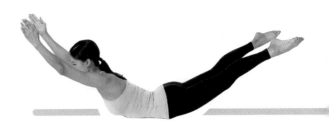

6 활 자세에서 V자 버티기

엎드려 누워 팔다리를 들어 올리고 바닥을 보며 팔다리가 서로 멀어지는 느낌으로 뻗는다.

└→ 상세 동작 90쪽

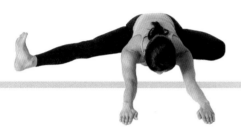

3 **한 다리 옆으로 뻗어 상체 숙이기**
앉아서 한쪽 다리를 옆으로 길게 뻗고 상체를
앞으로 숙인다.

└ • 상세 동작 48쪽

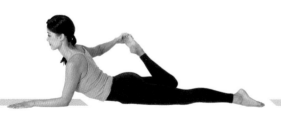

5 **엎드려 무릎 접어 비틀기**
엎드려서 한쪽 다리를 접고 같은 방향 손으로
발등을 잡아 엉덩이 안쪽으로 당겼다가 바깥
쪽으로 넘긴다.

└ • 상세 동작 44쪽

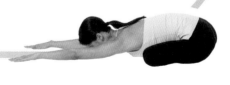

4 **기어가는 자세에서 상체 숙이기**
기어가는 자세에서 엉덩이를 뒤로 빼고 가슴을
바닥에 내리면서 양팔을 앞으로 뻗는다. 다리를
접어 엉덩이를 바닥에 대고 상체를 숙인다.

└ • 상세 동작 58쪽

마음이 불안할 때 편안하게 가라앉히는 스트레칭

스트레스 받았을 때, 불안할 때, 우울할 때, 짜증날 때 하면 좋은 동작들입니다. 경직된 근육을 풀어주어 편안히 쉴 수 있게 도와줍니다.

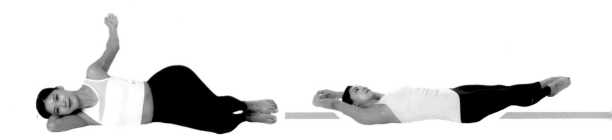

1 **한 팔씩 어깨 늘이기**
옆으로 누워 팔을 몸통 앞으로 뻗었다가 원을 그리듯이 뒤로 넘겨 돌린다.
↳ 상세 동작 25쪽

2 **누운 자세에서 몸통 비틀기**
누워서 기지개를 켜듯이 팔다리를 위아래로 늘인 후 좌우로 기울인다.
↳ 상세 동작 54쪽

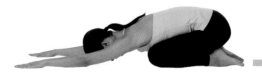

5 **엎드려 누워 상체 올리기**
엎드려 누워서 상체를 들어 올려 가슴을 폈다가 엉덩이를 뒤로 빼며 엎드린다.
↳ 상세 동작 56쪽

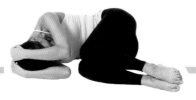

3 전신 웅크렸다 펴기

누워서 기지개를 켜듯이 팔다리를 위아래로 늘인다. 옆으로 누워 등을 동그랗게 말아 몸을 공처럼 만들었다가 제자리로 돌아온다.

↳ 상세 동작 66쪽

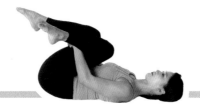

4 다리 꼬아 당기기

누워서 다리를 꼬아 양손으로 허벅지를 잡고 가슴 쪽으로 끌어당긴다.

↳ 상세 동작 49쪽

예민한 그날에 더욱 효과적인 스트레칭

예민한 그날에도 충분히 할 수 있도록 골반과 고관절 위주의 동작들을 적당한 강도로 구성했습니다. 생리 중 적절한 스트레칭은 생리통, 복부 팽만감, 피로감 등을 줄이는 데 효과적입니다. 스트레칭으로 불안감과 통증이 줄어들면 기분도 한결 편안해집니다.

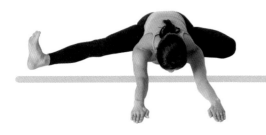

1 한 다리 옆으로 뻗어 상체 숙이기
앉아서 한쪽 다리를 옆으로 길게 뻗고 상체를
앞으로 숙인다.
↳ 상세 동작 48쪽

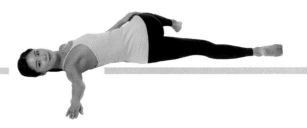

2 누운 자세에서 척추 비틀기
누워서 다리를 한쪽씩 직각으로 들어 올린 후
손으로 무릎을 잡고 반대쪽으로 넘긴다.
↳ 상세 동작 55쪽

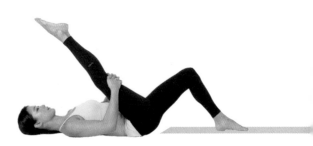

5 누운 자세에서 허벅지 뒤쪽 늘이기
누워서 무릎을 세우고 한쪽 다리를 들어 올린
다. 양손으로 무릎 안쪽을 잡아당긴다.
↳ 상세 동작 68쪽

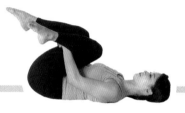

3 **다리 꼬아 당기기**
누워서 다리를 꼬아 양손으로 허벅지를 잡고
가슴 쪽으로 끌어당긴다.

↳ • 상세 동작 49쪽

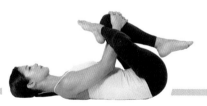

4 **누운 자세에서 무릎 접어 당기기**
바닥에 누워 무릎을 세우고 한쪽 다리를 반대
쪽 허벅지 위에 올린 후 무릎을 양손으로 잡아
당긴다.

↳ • 상세 동작 60쪽

소화가 잘되는 스트레칭

위를 자극하여 더부룩한 속을 해결하는 데 도움을 주는 동작들입니다. 잘못된 식습관과 앉아서 생활하는 습관 때문에 소화가 잘 안되는 경우가 많습니다. 점심시간이나 자기 전에 따라 해보세요. 뱃속이 훨씬 편안해집니다.

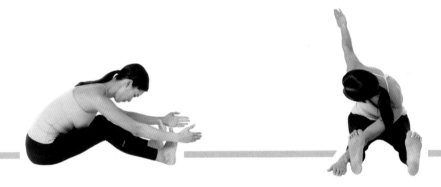

1 상체 말아 올리기
누워서 천천히 상체를 일으켜 세운 후 손으로 발을 잡는다. 다시 제자리로 돌아간다.

↳ 상세 동작 84쪽

2 다리 벌려 앉아 허리 비틀기
다리를 벌려 앉아 양팔을 수평으로 든다. 상체를 숙여 한 손을 반대쪽 발 옆으로 뻗는다.

↳ 상세 동작 62쪽

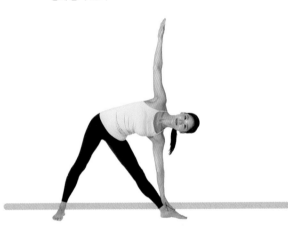

6 삼각 자세에서 몸통 늘이기
다리를 넓게 벌리고 서서 양팔을 수평으로 올린다. 몸통을 옆으로 기울여 손을 발등 위에 올린다.

↳ 상세 동작 70쪽

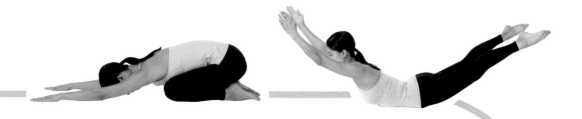

3 **엎드려 누워 상체 올리기**
엎드려 누워서 상체를 들어 올려 가슴을 폈다
가 엉덩이를 뒤로 빼며 엎드린다.
└ᐧ 상세 동작 56쪽

4 **활 자세에서 V자 버티기**
엎드려 누워 팔다리를 들어 올리고
바닥을 보며 팔다리가 서로 멀어지는
느낌으로 뻗는다.
└ᐧ 상세 동작 90쪽

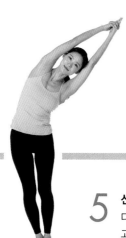

5 **선 자세에서 몸통 늘이기**
다리를 모아 서서 양손은 위로 뻗어 깍지를 끼
고 상체를 좌우로 기울인다.
└ᐧ 상세 동작 76쪽

변비 탈출 스트레칭

위장을 자극해 변비를 없애는 데 효과가 좋은 동작들입니다. 스트레칭을 하기 전에 물을 충분히 마시고 아랫배
위에 손을 올려 둥글게 마사지해주면 효과를 더 크게 볼 수 있습니다.

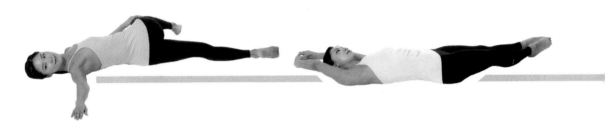

1 누운 자세에서 척추 비틀기
누워서 다리를 한쪽씩 직각으로 들어 올린 후
손으로 무릎을 잡고 반대쪽으로 넘긴다.
└, 상세 동작 55쪽

2 누운 자세에서 몸통 비틀기
누워서 기지개를 켜듯이 팔다리를 위아래로
늘인 후 좌우로 기울인다.
└, 상세 동작 54쪽

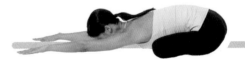

6 기어가는 자세에서 상체 숙이기
기어가는 자세에서 엉덩이를 뒤로 빼고 가슴을
바닥에 내리면서 양팔을 앞으로 뻗는다. 다리를
접어 엉덩이를 바닥에 대고 상체를 숙인다.
└, 상세 동작 58쪽

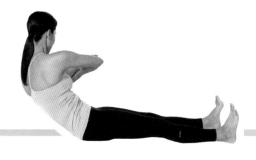

3 누운 자세에서 상체 세워 허리 비틀기
누워서 양팔을 가슴 앞에서 마주 잡고 허리를
약간 세운 후 좌우로 비튼다.

↳ 상세 동작 82쪽

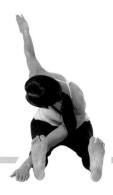

5 다리 벌려 앉아 허리 비틀기
다리를 벌려 앉아 양팔을 수평으로 든다. 상체
를 숙여 한 손을 반대쪽 발 옆으로 뻗는다.

↳ 상세 동작 62쪽

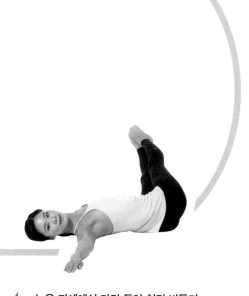

4 누운 자세에서 다리 들어 허리 비틀기
누워서 다리를 한쪽으로 넘기고 고개는 반대쪽
으로 돌린다.

↳ 상세 동작 64쪽

사무실, 학교에서 틈틈이 하기 좋은 스트레칭

오랫동안 의자에 앉아 생활하느라 경직되기 쉬운 가슴, 어깨, 목, 팔목, 골반을 풀어주는 동작들입니다. 서거나 앉아서 틈틈이 따라 해보세요.

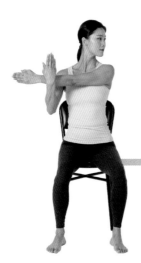

1 한 팔 접어 당기기

의자에 앉아 한 팔을 반대쪽으로 넘기고 다른 팔로 감싼다. 몸통 쪽으로 팔을 당긴다.

ㄴ· 상세 동작 126쪽

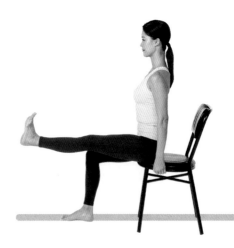

5 한 다리 무릎 펴 들어 올리기

의자에 앉아 한쪽 무릎을 펴고 양손으로 의자를 잡는다. 편 다리를 골반 높이까지 들어 올리고 발끝을 몸통 쪽으로 당긴다.

ㄴ· 상세 동작 130쪽

174

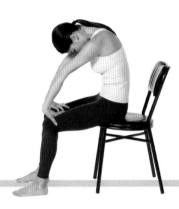

2 손목 안쪽 늘이기

손바닥이 바깥쪽을 향하도록 뒤집어 손가락을
허벅지 위에 올린다. 고개를 숙여 등을 동그랗
게 말아 손바닥이 허벅지에 닿게 눌러준다.

⌐ ↱ 상세 동작 127쪽

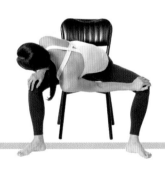

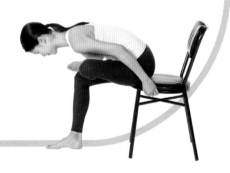

4 다리 벌려 허리 비틀기

의자에 앉아 다리를 넓게 벌린다. 양손으로 무
릎을 잡고 몸통을 돌려 어깨를 바닥 쪽으로 내
린다.

⌐ ↱ 상세 동작 131쪽

3 한 다리 올려 상체 숙이기

의자에 앉아 한쪽 발을 반대쪽 허벅지 위에 올
린다. 양손으로 의자를 잡고 상체를 숙인다.

⌐ ↱ 상세 동작 128쪽

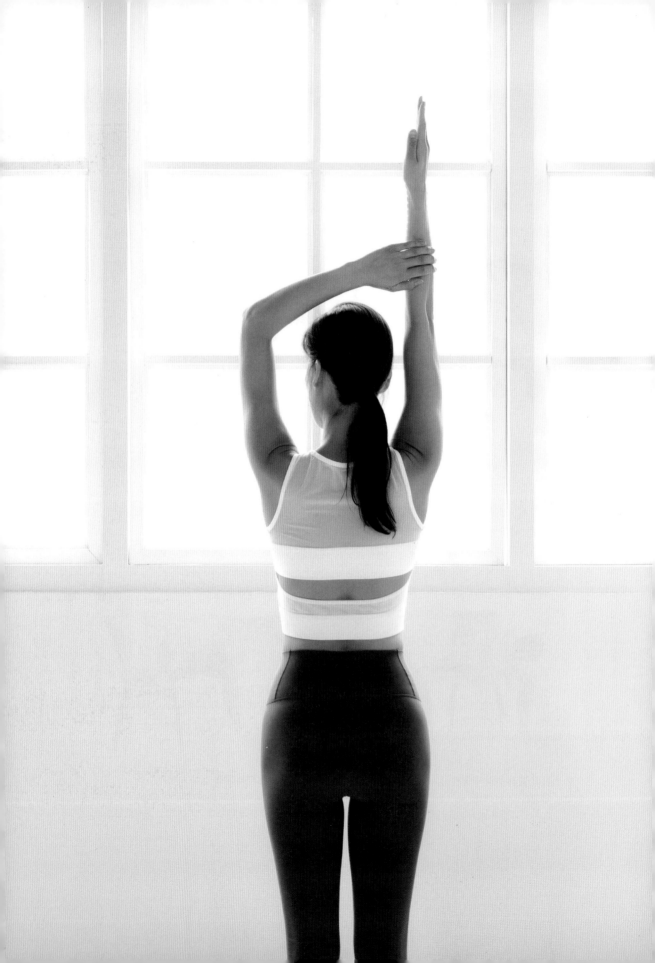

나만의 행복한 취미를 갖고 싶은 사람을 위한

한빛라이프 소원풀이 시리즈

나도 기타 잘 치면 소원이 없겠네
왕초보를 위한 4주 완성 기타 연주법

김우종 지음 | 이윤환 사진 | 240쪽 | 16,800원

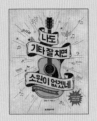

나도 우쿨렐레 잘 치면 소원이 없겠네
왕초보를 위한 4주 완성 우쿨렐레 연주법

한송희 지음 | 212쪽 | 16,800원

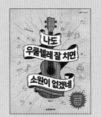

나도 피아노 잘 치면 소원이 없겠네
한 곡만이라도 제대로 쳐보고 싶은
왕초보를 위한 4주 완성 피아노 연주법

모시카뮤직 지음 | 232쪽 | 16,800원

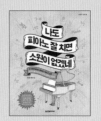

나도 피아노 폼 나게 잘 치면 소원이 없겠네
어떤 곡이든 쉽게 치고 싶은 초중급자를 위한 4주 완성 피아노 연주법

모시카뮤직 지음 | 224쪽 | 16,800원

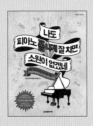

나도 손글씨 잘 쓰면 소원이 없겠네
악필 교정부터 캘리그라피까지,
4주 완성 나만의 글씨 찾기

이호정(하오팅캘리) 지음 | 160쪽 | 12,000원

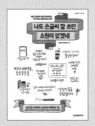

나도 손글씨 잘 쓰면 소원이 없겠네 [핸디 워크북]
악필 교정부터 캘리그라피까지,
4주 완성 나만의 글씨 찾기

이호정(하오팅캘리) 지음 | 160쪽 | 8,800원

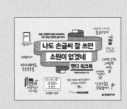

나도 드럼 잘 치면 소원이 없겠네
한 곡만이라도 제대로 쳐보고 싶은
왕초보를 위한 4주 완성 드럼 연주법

고니드럼(김회곤) 지음 | 216쪽 | 16,800원

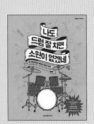

나도 수채화 잘 그리면 소원이 없겠네
도구 사용법부터 꽃 그리기까지,
초보자를 위한 4주 클래스

차유정(위시유) 지음 | 180쪽 | 13,800원

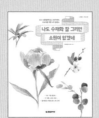

나도 영어 잘하면 소원이 없겠네
미드에 가장 많이 나오는 TOP 2000 영단어와
예문으로 배우는 8주 완성 리얼 영어

박선생 지음 | 320쪽 | 13,800원

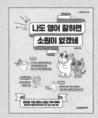

나도 손글씨 바르게 쓰면 소원이 없겠네

악필 교정부터 어른스러운 펜글씨까지
4주 완성 한글 정자체 연습법

유한빈(펜크래프트) 지음 | 160쪽 | 12,000원

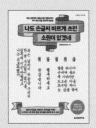

나도 손그림 잘 그리면 소원이 없겠네

작은 그림부터 그림일기까지
4주 완성 일러스트 수업

심다은(오늘의다은) 지음 | 160쪽 | 13,800원

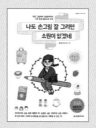

나도 글 좀 잘 쓰면 소원이 없겠네

글 한 줄 쓰기도 버거운 왕초보를 위한
4주 완성 기적의 글쓰기 훈련법

김봉석 지음 | 208쪽 | 14,800원

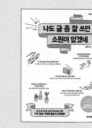

나도 손글씨 바르게 쓰면 소원이 없겠네 [핸디 워크북]

악필 교정부터 어른스러운 펜글씨까지
4주 완성 한글 정자체 연습법

유한빈(펜크래프트) 지음 | 160쪽 | 8,800원

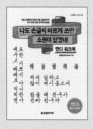

나도 좀 가벼워지면 소원이 없겠네

라인과 통증을 한번에 잡는
4주 완성 스트레칭 수업

강하나 지음 · 양은주 감수 | 176쪽 | 13,800원

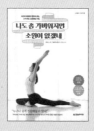